Testimonianze

fra cronaca e storia

LE NUOVE GUERRE

Un pediatra in guerra

Marino Andolina

UN PEDIATRA IN GUERRA

Dalle aree di crisi alla battaglia sulle staminali

MURSIA

A cura di Lorenza Sala.

www.mursia.com

I edizione 2014

Introduzione

Terrò chi mi ha insegnato quest'arte in conto di padre.
Ippocrate

Quello che sono è merito del professor Franco Panizon, padre della moderna pediatria in Italia e in Europa. Ogni volta che mi indigno, ogni volta che mi vergogno, ogni volta che mi inginocchio davanti a un bambino io sono Panizon. Ogni volta che dico una fesseria o esprimo un'opinione non suffragata da prove, io lo sento dentro di me che sghignazza.

È stato un padre severo, che non mi ha mai coccolato troppo. Il commento più tenero che ha fatto su di me in un congresso in cui ero relatore è stato: «Non tutto quello che dice Andolina è sbagliato». Mi ha forgiato col ferro e col fuoco e per questo gli devo tutto.

I primi mesi in cui ho lavorato nella Clinica Pediatrica di Trieste mi ha fatto credere di lavorare in assoluta autonomia anche su casi gravissimi. In realtà mi osservava costantemente. In tre mesi credo di aver perso dieci chili; mi veniva spesso da piangere e vedevo ombre con la coda dell'occhio. Al momento della laurea ero un ragazzino timido che diceva al massimo «stupido»; dopo qualche mese imprecavo in maniera impressionante ed ero una macchina da guerra.

Non mi ha mai imposto un orario di servizio, ma quando una sera mi vide uscire dall'ospedale alle sei, mi resi conto che non si era arrabbiato ma meravigliato. Chiedeva agli altri quello che imponeva a se stesso: dedizione assoluta. La leggenda dice che quando lavorava a Sassari la moglie gli portava i figli la domenica perché potesse vederli.

Tanto per far capire chi fosse l'uomo Panizon, ricordo che quando una notte gli telefonai per dirgli che era arrivato al Pronto Soccorso un bambino con meningite, lui non borbottò lamentele come ogni primario assonnato che si rispetti, ma mi ringraziò per avergli dato la possibilità di passare una notte di lotta con me.

Il suo cuore era grande, ma il suo carattere non era dolce, e il linguaggio piuttosto scurrile. Questo gli inimicò molti «potenti».

Una notte di tanti anni fa, in Rianimazione stavamo seguendo assieme un ragazzo che rischiava di morire d'asma. L'anestesista lo stava ventilando senza riuscire a far entrare aria nei polmoni. Panizon gli suggerì di chiamare il primario rianimatore che il giovane anestesista timoroso fu costretto a svegliare. Telefono all'orecchio, l'anestesista spiegò al primario la situazione e poi, ricevuta la risposta, fece una lunga pausa prima di rivolgersi a Panizon per dire: «Il signor primario ha detto di iniettare un millilitro di bicarbonato». Il professore ribatté: «Dica al suo primario di andare a vendere il culo». Lo disse tanto forte che l'anestesista non dovette dimostrare il suo coraggio ripetendo la frase.

Panizon inventò in quell'occasione una terapia nuova per lo stato di male asmatico, che risolse il problema. Questo metodo ha salvato negli anni molti altri bambini. Ho imparato da lui che sotto stress, guardando negli occhi un paziente, si dà il meglio di se stessi.

La mia metodica di trapianto autologo nella leucemia è nata mentre ero dietro la bara di un bambino. Qualcosa dentro di me gridava: «Un'altra volta NO!», e in quel momento con gli occhi umidi inventai il protocollo VCR che è stato fatto proprio dal gruppo dei trapiantatori, negli anni Ottanta, per il trapianto autologo nella leucemia linfatica acuta.

Né io, né Panizon siamo mai stati bravi a gestire protocolli di ricerca su larga scala, quei protocolli in cui i pazienti sono numeri sulla curva di Kaplan-Meier. Ho imparato da lui a lottare prima di tutto per il bambino che ho di fronte. Se la cura poi funzionava questo dato diventava un elemento obiettivo a favore di una sperimentazione vera e propria, che preferivo facessero altri.

Attorno a Panizon si era formato un gruppo di pediatri con caratteristiche uniche. La selezione naturale ha eliminato quelli che non reggevano i nostri ritmi e lo stress di non essere mai certi di avere ragione. Ogni scelta terapeutica doveva essere motivata. Ogni paziente veniva discusso collegialmente e nessuno, nemmeno lui, poteva fare un'affermazione non supportata da letteratura e dati obiettivi. Credo che la sua grandezza dipendesse dalla sua umiltà intellettuale, che gli ha sempre impedito di fare affermazioni tipiche di un primario tradizionale. Non diceva «nella mia esperienza» o «secondo me» in maniera autoritaria, ma ci permetteva di contraddirlo all'infinito e per sopraffarci era costretto a studiare più di noi.

Eravamo veramente tutti molto bravi, ognuno di noi era a un livello apicale nella pediatria italiana. Immodestamente ricordo che negli anni Ottanta ero il segretario nazionale del Gruppo di Immunologia e Allergologia Pediatrica e il caporedattore della rivista con lo stesso nome.

Nel confronto sempre acceso e qualche volta al limite della violenza verbale, lui assorbiva da ognuno di noi la conoscenza specifica, diventando così il pediatra più colto d'Italia e probabilmente d'Europa.

I primari che invece hanno voluto avere sempre ragione sono quelli che adesso impoveriscono l'ambiente scientifico e sanitario italiano.

Nei primi anni Settanta i bambini rimanevano in ospedale per periodi lunghissimi anche per motivi banali. In Clinica Pediatrica a Trieste era invece necessario motivare ogni giorno l'esigenza di prolungare la degenza. Così arrivammo a ridurre drasticamente la durata dei ricoveri, e ovviamente fummo puniti dalla Regione dal punto vista economico per il ridotto numero di giorni di degenza.

Il Day Hospital è nato a Trieste. Progressivamente siamo riusciti a ridurre i ricoveri allo stretto necessario per eseguire gli esami finché, concentrandoli opportunamente, siamo arrivati a poche ore di degenza. Poi qualcun altro ha chiamato questa attività Day Hospital.

In quegli anni alle madri era vietato stare assieme ai bambini: quello che oggi sarebbe considerato un reato allora era la regola. Le mamme potevano vedere i bambini solo nell'orario di visita. Mi si stringono ancora le budella al pensiero di un bambino staccato urlante dalla madre e lasciato solo in un lettino per molti giorni.

Accorciare i ricoveri, lasciar andare di nascosto i bambini a dormire a casa di notte per poi rientrare presto la mattina, tenere le mamme in Clinica era una violazione delle regole. Forse imparai allora a seguire la mia coscienza prima che le cosiddette «regole».

Poi Panizon scrisse il suo libro, *Il bambino, l'ospedale e il pediatra*, e le cose in Italia progressivamente cambiarono.

La rivista da lui diretta, «Medico e Bambino», divenne la Bibbia di ogni pediatra italiano, che non mancava mai di leggerne un numero.

Dalla scuola di specializzazione in Pediatria di Trieste vennero forgiati eccellenti pediatri, che poi hanno colonizzato la Regione Friuli-Venezia Giulia. Anche nel più piccolo ospedale di questa Regione la cultura di base è quella di Panizon e una mamma può sentirsi sicura ovunque vada.

Poi è andato in pensione e quale membro come me del Circolo Che Guevara è riuscito con molto sforzo a farsi dare del tu e a farsi chiamare Franco.

Con la sua uscita dal Burlo Garofolo è iniziato il declino di quello che con lui è stato il più bell'ospedale d'Europa.

Alla fine, certo in tarda età ma sempre troppo presto, se n'è andato. Lui credeva nella vita dopo la morte e, se aveva ragione, ora sta ridendo di me qui dietro le mie spalle e dice: «Andolina, la smetta di dire cazzate».

Parte Prima

Capitolo Primo

Un pediatra in guerra

Il bimbo è bellissimo e dorme tranquillo fra le mie braccia. Il suo corpo è minuto, troppo piccolo per un bambino di un anno, ma dalle proporzioni perfette; lunghe ciglia riposano sulle guance d'ebano. Di fronte a me una lunga coda di donne con i loro piccoli in braccio e sulle spalle; sembrano chiedersi perché il dottore stia seduto con quel bambino e le costringa a rimanere così a lungo sotto il sole cocente del cielo del Darfur.

Il petto del bambino si solleva talvolta con un sospiro, pare fermarsi ma poi riprende a muoversi. Sua madre sta accucciata ai miei piedi, nella polvere rossa. Lei non sembra chiedersi perché io stia cullando suo figlio, fissa il nulla senza una lacrima. Forse sta ricordando il giorno in cui i predoni le hanno ucciso la famiglia e poi l'hanno violentata. Chissà se ricorda la faccia del padre del bambino. Forse non era che un ragazzo cui era stato insegnato che chi possiede un kalashnikov può permettersi di fare quello che vuole e per un momento aveva provato una rara soddisfazione risollevandosi da una miserabile vita da nomade, per poi tornare ai cammelli, alla sete, alla fame e ai pidocchi.

Il giovane assassino non sapeva che rendendo gravida quella donna avrebbe condannato se stesso nel modo peggiore: il suo seme sarebbe germinato nel corpo di una donna disperata e il suo bambino sarebbe morto di fame. Nessun futuro per la progenie di Caino.

Dovrei rimettere il bambino tra le braccia di sua madre lasciandoli andare, gli altri bambini non possono aspettare. In quella fila ce ne potrebbe essere uno che sarei in grado di salvare. Il vento e la polvere rendono indistinte le figure in attesa; le lunghe vesti multicolori sventolano tra i riccioli di polvere.

Guardo ancora una volta il bambino, che sembra calmo. Le sue mani sono ora un po' più fredde.

Vorrei congelare il tempo abbastanza da raccontargli la storia di un uomo che è vissuto tanto più di lui. Siamo due esseri umani agli estremi della vita, comunque entrambi vicini alla fine. «Non andartene, bambino mio», la mia preghiera è muta. La pietà mi sommerge: per quel piccolo essere, per gli uomini che l'hanno fatto nascere e poi morire e per me stesso che non ho potuto salvarlo.

Io sono un pediatra, oltre che un uomo e un padre, e nella mia professione ho visto morire più di cento bambini. Ho dimenticato le centinaia che ho curato e salvato, mentre i miei morti mi stanno vicino ogni giorno.

A ogni decesso mi sono processato, chiedendomi se avevo fatto tutto il necessario. Sono consapevole che in qualche occasione avrei potuto fare di meglio, avrei potuto per esempio avere un'intuizione che magari avrebbe salvato un altro bambino. Lo so che capita a tutti i medici che perdono un paziente, ma per un pediatra è diverso. Un bambino è il futuro, perdere un bambino è perdere un pezzo di futuro.

Vorrei poter curare tutti i bambini. Vorrei salvarli tutti e sempre. In decenni di onorata carriera ho imparato molte cose, ma non a rassegnarmi di fronte a un bambino che muore. Non è cosa di cui vantarsi quando uno raggiunge l'età della saggezza, eppure è così: non sono capace di rassegnarmi.

Negli ospedali italiani dove ho lavorato o nelle zone di guerra dove ho prestato servizio come volontario ogni bambino che ho curato è stato per me «il bambino». Non un caso clinico, non una statistica, non una cartella sanitaria ma proprio quel bambino, speciale, unico e irripetibile. Per questo mi è impossibile rassegnarmi.

A maggior ragione se a uccidere i bambini è la violenza della guerra, o quella dell'indifferenza. In Libano, Bosnia, Darfur mi è capitato di camminare insieme a Caino: imbracciava fucili e aveva la mimetica; anche qui in Italia ho camminato al fianco di Caino ma aveva la grisaglia e le sue armi erano (e sono) l'indifferenza, la burocrazia, il denaro e il potere.

Nelle missioni in zone di guerra mi sono interrogato sull'origine della violenza. È genetica o culturale? In mancanza di una, anche minima, fede religiosa ho cercato risposte nella storia e nella scienza.

Una volta qualcuno mi ha detto che Abele è morto giovane e quindi noi tutti siamo figli di Caino. In effetti, dal punto di vista genetico noi siamo i discendenti di una stirpe di assassini. La selezione naturale impone che solo pochi individui, con una caratteristica genetica particolare, possano sopravvivere e riprodursi. In effetti, l'abilità di spaccare teste con la clava deve aver avuto un ruolo fondamentale nel processo evolutivo.

Ho avuto il discutibile privilegio di entrare in qualche modo in contatto con uomini che hanno rappresentato quanto di peggio la specie umana possa aver generato. Vivendo la realtà della violenza da vicino, mi sono posto il problema di capire se un assassino sia diverso dalla sua vittima, o se i diversi ruoli dipendano essenzialmente dal Caso e dall'educazione. La domanda: io sarei stato diverso da Hitler se fossi vissuto al suo tempo e avessi avuto le stesse esperienze? Spero davvero di sì, ma non ne sono tanto sicuro.

Si nasce buoni o si nasce cattivi? Oppure è la storia personale che ci rende buoni o cattivi?

Il dibattito impazza, peggio che sulle staminali. Ci sarebbe la prova genetica della «cattiveria» delle popolazioni della Nuova Zelanda, che per una caratteristica appunto genetica (la sindrome da iperattività) avrebbero avuto un comportamento violento e tendenzialmente genocida durante la loro storia. Eppure per gli europei che li hanno sterminati e schiavizzati questa scusa genetica non regge.

C'è chi sostiene che la violenza sia storicamente determinata. Il modo e le cause cambiano a seconda del periodo storico.

Da pediatra sono particolarmente interessato al rapporto tra guerra e bambini. Nell'antichità raramente venivano trucidati in massa dai vincitori; piuttosto venivano fatti schiavi insieme alle madri e alle sorelle. La morte dei bambini e delle donne, invece, è diventata uno strumento di guerra psicologica nei conflitti moderni. A Dresda, per esempio, il bombardamento venne attuato con il sistema della «condensazione di incendi». Solo in periferia venivano sganciate bombe dirompenti, soprattutto per bloccare l'accesso al centro dei mezzi di soccorso. Al centro della città vennero sganciate soprattutto bombe al fosforo. Il fine era quello di creare una palla di fuoco, non tanto diversa da quella di una bomba atomica, che avrebbe aspirato dall'esterno aria per alimentare il fuoco come un mantice gigantesco. In questo modo la temperatura dentro ai rifugi avrebbe superato i 100 gradi uccidendo le donne e i bambini rimasti in una città quasi priva di uomini, tutti al fronte. Il fine di questa mostruosità avrebbe dovuto essere prima di tutto terroristico: i soldati al fronte avrebbero dovuto sapere che le loro famiglie erano distrutte e non c'era più niente per cui combattere. Personalmente non sono tanto sicuro che un uomo disperato getti il fucile; la disperazione può trasformare un uomo tranquillo in un guerriero senza paura.

La cultura sulla violenza è cambiata nei secoli. Oggi è diffusa l'idea che sia il Male, il che ovviamente non impedisce di praticarla. C'è una bellezza oscura nel Male.

Una volta ho tenuto fra le mani un revolver Ruger 357 Magnum. Lo rigiravo ammirando la sua bellezza, consapevole della potenza devastante dei suoi proiettili. Ne ero letteralmente affascinato. Un'altra parte di me, in parallelo, era consapevole del male che poteva produrre, della sofferenza e della morte per cui era stato costruito.

Anche una tigre è bellissima, più bella di una mucca. La bellezza è la regola tra i predatori, probabilmente un fattore di sopravvivenza per i cuccioli che devono temere l'aggressività degli adulti.

Noi siamo affascinati dalla bellezza di un predatore, ma anche e soprattutto dalla sua letale efficienza.

L'immagine che ne traiamo probabilmente combacia con l'immagine che abbiamo di noi stessi nel profondo della nostra anima. Siamo tutti figli di Caino, solo l'etica e la cultura si frappongono tra di noi e il nostro lato oscuro.

In guerra è facile capirlo, ma in tempo di pace le cose si fanno più complicate.

Dovremmo cercare di non dimenticarlo per avere consapevolezza di quanto sia ancora lunga e complessa la strada per arrivare alla piena applicazione del quinto comandamento: «Non uccidere». Uno dei rari esempi di legge senza possibilità di interpretazione.

Per me, ateo non pentito, questo è sempre stato «Il Comandamento».

L'ho applicato e rispettato seguendo principi etici che qualche volta hanno colliso con la morale, cioè con i codici condivisi. L'etica, può confermarlo qualunque filosofo, richiede una certa capacità di violare le norme morali quando è necessario.

Non di tutti i gesti che ho fatto nella mia vita vado fiero, ma di tutti sono responsabile. E a nessuna responsabilità mi sottraggo.

Capitolo Secondo

Gli inizi

Negli ultimi anni capita spesso che quando torno da una missione in area critica, con le ossa rotte, disturbi intestinali e qualche prurito sospetto, mi chiedano: «Ehi, dottore, quando parte?».

Ora sembra normale che il dottor Andolina parta spesso, ma c'è stato un tempo in cui partire non era normale. Mi è difficile ricordare come sia cominciata la mia vita da volontario nelle aree critiche.

Direi che tutto è iniziato con i terremoti. Il primo, nel 1976, colpì la mia Regione, il Friuli-Venezia Giulia, a poche dozzine di chilometri da casa mia. La scossa fu sentita violenta anche a Trieste dove vivevo, e una crepa sul muro della cucina rimane ancora come reliquia di quel giorno.

Come per la maggior parte dei medici, mi sembrò ovvio dover partire e diedi la mia disponibilità. Mia moglie da allora cominciò a sospettare che in caso di problemi suo marito sarebbe stato lontano. La prima notte del terremoto io stavo in ospedale di guardia, come accadeva di solito dieci notti al mese, e lei dovette appendere da sola la fleboclisi col farmaco contro il parto prematuro a un albero del bosco vicino a casa. Due giorni dopo fui assegnato al paese di Venzone, a nord di Udine.

Vi arrivai di sera e passai la notte nella mia automobile cullato dalle scosse di assestamento. Mi sentii importante nel somministrare gocce di Valium agli sfollati che dormivano all'aperto. A quel punto i feriti erano stati tutti già trasportati in ospedale.

Durante il Natale del 1980 ebbi informazioni sull'evoluzione della successiva gravidanza di mia moglie e della polmonite del primo figlio da Balvano, un villaggio distrutto da un altro terremoto, nel Sud Italia, vicino a Potenza.

Mentre scrivo si riacutizza il rimorso nel ricordare le malattie dei miei figli, il prepuzio di uno di loro incarcerato nella zip dei pantaloni, la polmonite, il quasi annegamento di mia figlia... ogni volta mentre io ero lontano.

Sono andato volontario in zone colpite dal terremoto quattro volte: Friuli, Basilicata, Umbria, Armenia, sempre con gli alpini dell'ANA, l'Associazione Nazionale Alpini, l'associazione d'arma che riunisce le Penne Nere in congedo. Una volta congedati gli alpini conservano un'attitudine profonda alla solidarietà, resa concreta in missioni di aiuto a popoli in aree di crisi.

Da un corpo militare, mai impegnato in guerre giustificate dalla difesa del Paese (provate a ricordare una sola guerra difensiva dell'Italia), è nato qualcosa di buono, un modello positivo per tutti.

Il modello di Protezione Civile che ha al centro il nucleo logistico dell'ANA fu motivo di invidia da parte dei russi in Armenia e dovrebbe esserlo anche degli USA dopo la figuraccia fatta a New Orleans.

L'ultimo terremoto al quale ho partecipato con l'ANA è stato quello dell'Umbria.

Qui l'esperienza di vent'anni di nostre e altrui tragedie ha raggiunto la perfezione con un'organizzazione logistica che dovrebbe essere considerata una gloria nazionale.

Poi la Protezione Civile è finita in mano a politici di dubbia moralità e competenza, ma la base è rimasta sana.

Non sono sicuro di aver lasciato un buon ricordo a Nocera Umbra dove, in una riunione in cui mi resi conto di rappresentare la massima autorità sanitaria del campo della Protezione Civile, mi scappò di dire: «Bisogna togliere di mezzo le carogne, e non parlo dei politici locali».

Ho imparato che in situazioni di calamità naturali i medici locali, i sindaci, e via dicendo, finiscono per essere travolti dai problemi delle loro famiglie e l'organizzazione locale dei soccorsi crolla sotto il peso dell'ansia dei singoli. Lo Stato allora dimostra la sua efficienza sostituendosi al potere locale, finché questo non riprende il controllo della situazione.

Ho nostalgia degli alpini, cui sono grato almeno per avermi curato dalla mia triste condizione di astemio e per avermi insegnato che organizzazione e improvvisazione possono convivere: un alpino sa sempre come arrangiarsi. Ho prestato servizio anche in altre aree colpite da calamità naturali, ad esempio in Tamil Nadu, nell'India sud-orientale, dopo lo tsunami. Ma non voglio andare fuori tema: questo racconto si concentra sulle tragedie provocate dall'uomo.

Libano

Negli anni Ottanta quella che era stata la Svizzera del Medio Oriente divenne il simbolo dell'inferno in terra. Oggi abbiamo gli orrori dell'Iraq, della Libia, della Siria ma in quegli anni era Beirut che evocava la tragedia più orribile. Dopo la prima invasione israeliana del 1978, l'operazione Litani, il tessuto sociale si disgregò e anche quando gli israeliani si ritirarono ogni etnia libanese continuò a scannare le altre. Nel 1982 ci fu una nuova invasione nel Sud del Paese da parte degli israeliani che di fatto diede il via alla Prima guerra libanese.

L'Italia fu coinvolta nel conflitto quando mandammo un corpo di spedizione comandato dal generale Franco Angioni, il «Condor» di Oriana Fallaci. Per noi non andò benissimo, ma sempre meglio che per americani e francesi che pagarono un alto tributo di sangue. Mi piace pensare che le nostre perdite furono limitate grazie al comportamento socievole e solidale dei nostri soldati. Non ne sono sicuro del tutto, ma vorrei che fosse andata così.

Come accade in situazioni di guerra che destano l'emotività degli italiani e soprattutto dei media, nella seconda metà degli anni Ottanta fu possibile accettare bambini libanesi da curare gratuitamente negli ospedali. Al Burlo Garofolo di Trieste arrivarono due piccoli affetti da leucemia da sottoporre a trapianto di midollo. Diventai il loro dottore.

Con loro e con le loro madri cominciò il mio periodo «arabo». Cercai con risultati modesti di imparare la lingua. Per chi fa trapianti in malattie molto gravi è essenziale imparare in tutte le lingue parole come «morte», «speriamo», «come stai?», «vedremo domani», «meglio», «peggio». Oltre che per avere un minimo rapporto umano con madri e bambini, alcune parole chiave erano utili a capire se chi traduceva alle madri, e in particolare i «consensi informati» sulle terapie, traduceva correttamente o interpretava. Quando io dicevo alla madre che il bambino aveva il 10 per cento di probabilità di morire a causa del trapianto, volevo sentire *mout*, morte in arabo, e non parole rassicuranti.

I bambini libanesi furono i primi di una schiera di piccoli stranieri che cominciarono ad arrivare in Italia per essere sottoposti a trapianto di midollo. Nel 1989, insieme a colleghi di Padova, avevo già quasi cinque anni di trapianti sulle spalle.

Quell'anno cominciarono le mie avventure all'estero.

Dopo il terremoto in Armenia, la CGIL mi propose di andare in Libano per un mese in sostegno a un ospedale sullo Shouf. Un referente libanese aveva segnalato una grave situazione di carenza nell'assistenza pediatrica, e aveva quindi chiesto l'invio di un pediatra.

Franco Todero della CGIL mi convinse, senza difficoltà, a partire per il Libano. Fu quella la prima volta in cui presi l'abitudine di nascondere il passaporto per evitare che mia moglie ne facesse coriandoli.

Entrare per la prima volta in una zona di guerra fu un'emozione violenta. Poi ci ho fatto l'abitudine, ma il ricordo di quella prima volta è ancora vivo nella mia memoria.

Nel 1989 la guerra era agli sgoccioli; si sparava soltanto tra cristiani di due fazioni opposte. L'aeroporto di Beirut era ancora segnato dalle ferite della guerra, ed ebbi la sensazione che i libanesi che scendevano assieme a me dall'aereo mi guardassero con compassione.

Entrai nell'aeroporto trascinando la valigia colma di farmaci, con l'impressione sgradevole di aver fatto una grossa stupidaggine.

Per fortuna due tipi sorridenti mi vennero incontro e mi fecero conoscere per la prima volta la cortesia araba. Mi portarono fuori e mi fecero entrare in una grossa macchina nera senza targa. Qualcuno mi disse poi che le auto senza targa appartengono ai servizi segreti; dal numero di macchine nelle stesse condizioni, sul momento mi venne il dubbio che si trattasse invece di automobili rubate in Europa.

Era la prima volta che entravo in una zona di guerra, e le immagini che vedevo fuori dal finestrino erano quelle che avevo visto in televisione. Provai una sensazione strana di déjà vu.

La maggior parte delle case, almeno in quella zona, era sbrecciata e presentava i segni dei combattimenti. Dalle rovine uscirono degli abitanti e mi sembrò che mi salutassero.

Io risposi con il braccio teso e con le dita incerte tra il pugno chiuso, il saluto romano, il saluto papale e il segno di vittoria. Allora non lo sapevo: tra gli arabi la posizione della mano che saluta non è rilevante. Altrove un errore può costarti la vita.

Fui assegnato a un piccolo ospedale sullo Shouf, nella cittadina di Abey.

Le finestre erano parzialmente coperte da sacchetti di sabbia e da casse di legno che avevano contenuto i terribili Grad, i missili da lanciarazzi multiplo simili al vecchio Katyusha.

I colleghi erano simpatici e ben preparati. Erano ovviamente dei maestri nella cura delle ferite da pallottola. Mi accettarono con cortesia, visto che ero l'unico pediatra, e approfittarono della mia cultura allergologica.

Lavorare in un ospedale vicino al fronte, in un villaggio pieno di bambini, è il sogno di ogni pediatra, perlomeno il mio. Avevo un ambulatorio sempre affollato, anche grazie al fatto che le famiglie pensavano (spero non a torto) che fosse arrivato un pediatra molto bravo. Le malattie che ho riscontrato non erano quasi mai gravissime, i bambini erano ben tenuti e non ho dovuto mai curare le malattie della pelle causate da parassiti che ho trattato poi in Africa.

Visto che non era il caso di uscire dall'ospedale passavo le giornate al suo interno e collaboravo con i colleghi anche come secondo chirurgo quando c'era da ricucire un ferito. Ricordo un palestinese che si era sparato per la seconda volta sul piede col kalashnikov. Si vergognava tanto da chiedere di essere operato senza anestesia, per autopunizione.

Una volta, stufo di stare chiuso, feci la stupidaggine di uscire a passeggio per il paese. Mentre camminavo tra le case facevo foto ai bambini che incontravo. Nessuno mi fermò, ma ebbi l'impressione che molti mi guardassero con apparente indifferenza. Alla fine della strada un uomo armato mi aspettava. Evidentemente ero stato segnalato come possibile intruso troppo curioso. Lui rimaneva impassibile fingendo di non fissarmi. Io scelsi di affrontarlo immediatamente. Gli andai davanti e lo salutai. Lui sorridente mi indicò con fare interrogativo la macchina fotografica. Io conoscevo in arabo le parole «ospedale» e «bambini». Mimando le frasi gli dissi che venivo dall'ospedale, che fotografavo i bambini per portare le foto in Italia per raccogliere fondi per le cure. La frase con due parole e gesti era circa: «Foto bambini, italiani piangono, dollari per ospedale».

La sceneggiata piacque al soldato che mi lasciò andare indenne.

A Trieste *druso* vuol dire, con termine poco garbato, *slavo* (druso deriva dalla parola slava che significa fratello). Lì erano tutti drusi, un gruppo appartenente a un ramo scissionista dei musulmani. Ho letteralmente odiato Oriana Fallaci quando in *Insciallah* ha descritto i drusi come delle bestie infide e crudeli che usano pantaloni con cavallo basso perché prevedono di partorire dall'ano il prossimo Messia.

Preso in carico da una famiglia drusa ebbi modo di osservare che, pur con due genitori vestiti di nero secondo la loro ortodossia religiosa, dei due figli la ragazzina vestiva in jeans e maglietta, mentre il bambino vestiva come i genitori.

In un mondo di integralisti cristiani e musulmani, i drusi facevano scegliere liberamente ai loro figli, già nei primi anni di vita, se essere religiosi o laici.

La guerra era lontana dalle case dei drusi, anche se le macerie ricordavano che di là era passata pesantemente.

C'erano anche i grossi buchi prodotti dalle palle di cannone della corazzata *New Jersey*, che aveva fermato l'avanzata drusa su Beirut.

Per la prima volta sperimentai l'effetto dell'odio sulla mia coscienza.

I drusi mi mostrarono le foto delle vittime dei cristiani, quando questi erano entrati nel loro territorio.

Gli israeliani, invadendo il Libano, avevano convinto i cristiani ad approfittare della temporanea superiorità per attaccare i sunniti e i drusi.

Secoli di coesistenza (quasi) pacifica, con screzi non tanti più gravi delle nostre tifoserie, sparirono in poche settimane generando la scia di sangue e odio che rende ancora instabile il Libano.

Protetti dagli israeliani, i cristiani penetrarono profondamente nelle zone musulmane e druse, commettendo le atrocità considerate normali in ogni guerra.

Un collega mi mostrò la foto del cadavere sgozzato del suo vecchio maestro, ancora con le mani legate dietro la schiena. Dei papaveri uscivano dal torace dello scheletro di un bambino, come per Piero nella canzone di De André.

Avvertii come mio l'odio per i cristiani, e mi sarei sentito pronto a imbracciare un kalashnikov e a compiere una strage. Nessun assassino si sente un mostro; tutti combattono per l'Idea giusta e uccidono dei nemici che meritano di morire.

Qualche settimana dopo passai a bordo di una moto-taxi al di là della Linea Verde, entrando nella zona controllata dai cristiani.

Dall'altra parte mi aspettava il padre di un bambino leucemico che aveva bisogno di un trapianto.

Il padre del bambino era l'autista dell'onorevole Nasri Maalouf, deputato libanese in quel periodo al sicuro in Francia. La sua Mercedes 280, dato per scontato un suo silenzio-assenso, era a mia disposizione, e così partimmo per il Nord. A bordo di quella macchina, dal sedile posteriore salutavo i falangisti che ai posti di blocco la fermavano. Cercai di avere l'aria serena e autorevole del deputato, e ci cascarono tutti.

Presi in cura il bambino e diventai amico della famiglia cristiana che a un certo punto mi mostrò le foto delle vittime dei drusi. Una volta ritiratisi gli israeliani, i drusi erano scesi dal loro altopiano ed erano stati vicini a prendersi in toto Beirut. Li fermarono soltanto le cannonate della corazzata *New Jersey*. Comunque non mancarono di vendicarsi in modo terribile.

I miei nuovi amici mi mostrarono foto di orribili esecuzioni da parte dei drusi.

Sentii in me la voglia di vendicare anche quei morti, ammazzando questa volta i drusi. Caino ha sempre bisogno di una scusa per ammazzare qualcuno.

Gli arabi, anche se cristiani, anche se assassini, sono sempre cortesi e ospitali. Strinsi molte mani di falangisti che mi trasmettevano il saluto di quel mostro di Samir Geagea, leader di Forze Libanesi, il partito dei cristiano-maroniti. Venne poi condannato all'ergastolo per gli omicidi compiuti durante la guerra civile.

Fui invitato anche nella villa dell'ex presidente del Libano, Sulayman Farangiyye, un vecchietto che assomigliava a Pertini e mi faceva una grande tenerezza.

Purtroppo l'unica lingua che parlava era il francese, e io avevo studiato solo l'anatomia del cervello in quella lingua. Prima di partire avevo fatto quattro ore di corso, ma come si può immaginare il risultato era stato assolutamente insufficiente.

Quando il presidente, prendendo con me il tè, mi chiese: «*De quelle partie êtes-vous?*», io capii male e risposi: «*Je suis de gauche* (Sono di sinistra)».

Il segretario, che invece parlava inglese, mi apostrofò dandomi del cretino e ricordandomi che *partie* non vuol dire partito ma parte.

Aggiunse che il vecchietto dallo sguardo così dolce aveva sparato in chiesa col kalashnikov uccidendo sette comunisti.

Sudando freddo mi corressi subito, dichiarando di venire dal Nord-Est d'Italia.

Per tenere i contatti col mio ospedale e programmare così il trapianto di midollo, il padre di Gabri, il bambino leucemico, mi portò in una base falangista, dove avevano un telefono satellitare. I feroci assassini mi trattarono con deferenza e mi permisero di usare il loro telefono.

Ho seguito l'evoluzione delle comunicazioni guerra dopo guerra.

Nei primi anni, quando partivo, mia moglie dava per scontato che per settimane non avrei dato notizie di me, vivo o morto; ultimamente ci si telefona ogni giorno, posso darle persino la mia posizione satellitare. Il solo problema è il costo: la bolletta telefonica, quando torno, scotta.

Alla fine degli anni Ottanta l'unico modo per comunicare dal Libano erano le grosse parabole satellitari. Dopo settimane di black-out, per sedare in parte i miei rimorsi, trovai nella periferia di Beirut un telefono satellitare pubblico. Una telefonata costava 100 dollari.

Chiamai mia moglie, ma non era in casa; provai allora con l'avvocato che abitava dirimpetto a noi e mi rispose la collaboratrice domestica slovena.

Gridando cercai di farmi capire: «Sono Andolina, sono a Beirut», e quella: «Boh?». Mentre il gestore del satellitare mi guardava con l'aria di chi vuole raddoppiare la tariffa, continuai dicendo: «Sono vivo, tutto bene», con il risultato di un: «E allora?». In qualche modo mia moglie seppe almeno di non essere vedova.

Oggi dopo cinque guerre, quattro terremoti e uno tsunami, la vista di una casa distrutta non mi fa tanta impressione. Ma vedere attraverso i muri diroccati le stanze da letto e i servizi igienici fa ancora sentire come un guardone che osserva la vita quotidiana di una famiglia. Una casa che forse ha accolto in sé generazioni, nonni, mamme, bambini, felicità e lutti, diventa uno spettacolo di intimità violata.

Le case dei libanesi sono costruite per resistere ai secoli, fatte di grosse pietre bianche che abbondano in quella terra così simile al nostro Carso.

Eppure le armi moderne erano riuscite a spaccare quelle pietre, i tetti mostravano le travi annerite dagli incendi. La gente viveva tra quelle rovine come topi nelle cantine.

La Vita resiste nonostante tutto e soprattutto grazie alle donne.

Noi siamo i discendenti di quelle donne che non si sono suicidate, non si sono lasciate morire di fame dopo aver visto metà dei propri figli morire di malattie o di atti di violenza.

Oggi le donne tengono ancora duro qualunque cosa accada. Le paragono a un motore diesel, lento ma inarrestabile, mentre i maschi sono dei motori a due tempi che partono veloci ma alla lunga si fermano.

Un uomo è capace di grandi eroismi, lanciandosi avanti e gridando: «Allah Akhbar» o «Avanti Savoia», ma quando la guerra dura troppo, manca il cibo e i bambini piangono, si siede con la testa tra le mani.

Io distribuisco pillole di tranquillanti e antidepressivi tra le mie amiche in patria; non ho mai visto una donna depressa in guerra.

Romania

Alla fine del 1989 ci fu il colpo di Stato in Romania, gabellato per noi teledipendenti come rivolta popolare. In realtà ci sono ipotesi diverse sulla caduta di Ceausescu e non è escluso che si sia trattato di un colpo di Stato sostenuto da militari dell'ex regime. La mia diffidenza nei confronti dell'informazione di guerra o delle rivoluzioni più o meno popolari è andata aumentando negli anni. Ultimamente anche sul sistema dell'informazione di casa nostra ho più di un dubbio.

Al mio ospedale era arrivato un appello da Bucarest per una bambina in fin di vita a causa di un'insufficienza renale. Lì non erano capaci di fare neanche una dialisi peritoneale. A quei tempi il direttore sanitario si prendeva a cuore anche i problemi dei bambini stranieri che non potevano ingrassare le casse dell'ospedale e decise di mandare a prendere la piccola. Pensando a chi mettere nell'ambulanza aveva scelto, guarda caso, il sottoscritto. Quale volontario di professione accettai di partire.

Un viaggio in ambulanza fino a Bucarest, attraversando la Jugoslavia, non è un viaggio di piacere; non ricordo quante ore ci mettemmo ma furono poco meno di venti. I due valenti autisti tennero duro senza fermarsi mai.

Al confine rumeno ci accorgemmo che la situazione era tesa.

Un ragazzo in divisa maneggiava il fucile come se non l'avesse mai tenuto in mano e me lo puntava sotto il naso con fare distratto.

In quel momento rimpiansi i guerriglieri libanesi, che nel puntare un'arma sapevano quali sono le conseguenze di uno sparo.

Chi ha già sparato a qualcuno sa che premere il grilletto significa uccidere un altro uomo, significa provocare ferite devastanti, significa schizzi di sangue e tessuto cerebrale. Per chi non ha mai sparato, tutto questo non sembra così drammaticamente reale, e il dito si posa imprudentemente sul grilletto.

Aprendo la porta dell'ambulanza, un ufficiale mi chiese se avessi un fucile. Quando risposi con ironia che avevo solo un lanciarazzi, quello replicò che non stava scherzando.

Da quella volta a questo tipo di domanda ho sempre risposto di no e basta.

Dai vetri semioscurati dell'ambulanza potevo vedere ben poco del viaggio, ma il mio osso sacro mi comunicava che le buche sulla strada erano numerose.

Attorno al Parlamento rumeno alcuni carri armati dimostravano che il percorso verso la democrazia era ancora in corso. E gli anni successivi hanno dimostrato che è stato un percorso molto accidentato nel quale, come sempre, i bambini hanno pagato il prezzo più alto: migliaia di bambini rumeni. Orfani o semplicemente abbandonati, sono finiti nelle fogne della città e a sniffare colla tanto per dimenticare l'incubo in cui vivevano.

Dopo vent'anni quei ragazzini sono diventati adulti e molti di loro da vittime si sono trasformati in carnefici. Noi allora non li aiutammo e oggi paghiamo il prezzo dell'indifferenza.

L'ospedale in cui arrivammo confermava la situazione di estrema sofferenza di tutta la società rumena. Muri scrostati, apparecchiature obsolete. I camici «bianchi» dei medici indicavano che anche il cambio di biancheria non era facile. Il medico che mi presentò il problema della bambina aveva l'aria di chi ha perso da tempo la speranza. Camice sbrindellato grigiastro e occhi tristi che mi sono rimasti nella memoria.

La bambina stava veramente male, in stadio terminale per insufficienza renale. La madre acconsentì al trasferimento in Italia e tutti assieme, senza che gli autisti avessero ancora dormito, riprendemmo la strada per l'Italia.

A Belgrado la bambina morì.

La legge dice che ci si deve fermare dove un paziente muore. Non è stata la prima e nemmeno l'ultima legge che ho violato per aiutare un piccolo paziente. Chiesi alla madre, che aveva qualche amico a Trieste mentre in Jugoslavia si sarebbe trovata senza soldi e senza aiuto, se voleva fermarsi o proseguire.

Lei mi chiese di continuare.

Domandai anche agli esausti autisti se volessero fermarsi almeno un giorno a Belgrado. Non ci fu verso.

Proseguimmo passando i confini croato e sloveno.

Davanti alla polizia di frontiera la madre ebbe la forza sovrumana di sorridere, affermando che la bambina dormiva.

Appena arrivati in Italia chiamai il professor Agosti in Clinica Pediatrica e, spiegandogli il crimine che stavo commettendo, gli chiesi di prepararsi a coprirmi.

Eriberto Agosti è morto d'infarto anni dopo, forse per aver voluto affiancarmi nei trapianti affermando che col troppo lavoro io sarei morto di fatica. Non so se oggi avrei il coraggio di confessare un reato a un collega confidando nel suo aiuto. Ci sono gentiluomini che hanno lasciato un grande vuoto, assolutamente incolmato. Agosti è uno di questi.

Portammo la bambina in reparto, in una stanza di isolamento, dove ne constatammo il decesso.

Il giorno dopo il principale quotidiano di Trieste scriveva: «Muore tra le braccia del suo medico appena arrivata in Italia».

Ritorno in Libano

Tornai in Libano per un breve periodo nei primi anni Novanta per accompagnare un bambino che avevo trapiantato e sua madre. Erano cristiani e avevano problemi a rientrare in un paesino controllato dai drusi di Jumblatt.

Il trapianto di midollo autologo era riuscito, ed ero anche fiero della metodica innovativa che avevo usato. Ci tenevo che al bambino non succedesse nulla una volta ritornato a casa, e come al solito non ritenevo che il nostro rapporto si concludesse con la dimissione dall'ospedale.

Wadih era un cucciolo tenero e affettuoso, sua madre una bella signora dal portamento signorile.

La lista della spesa che mi ero portato dietro dalla volta precedente era lunga e il risultato alquanto pesante: due carrelli pieni di libri e flaconi per infusione.

Ero ancora molto poco esperto dei costi di un bagaglio eccedente i venti chili e rischiai di pagare più per il bagaglio che per il mio biglietto.

La salvezza si materializzò in una signora distinta con un bonsai in mano, accompagnata da funzionari ossequiosi.

La signora era la moglie del nostro console in Libano e ci teneva molto che suo marito, trincerato in un edificio assai vicino alla zona ancora calda, avesse con sé la sua pianta preferita.

Presi con me, come fosse la bandiera nazionale, il bonsai. E in premio il mio peso extra mi fu abbuonato dalla compagnia aerea.

Il villaggio druso sullo Shouf accolse con calore il sottoscritto, di cui per fortuna avevano conservato un buon ricordo, e la madre del bambino.

Passammo una piacevole serata all'aperto attorno a un fuoco.

Wadih era felice, sua madre cominciava a ricredersi sui suoi passati nemici, che ora sembravano considerarla una della comunità.

Forse una bella signora con un bambino leucemico suscita tenerezza molto facilmente; in ogni caso, quando si decide di scannare il prossimo, si dovrebbe pensare che le nostre potenziali vittime sono persone con cui avremmo piacere di consumare un tè in una notte stellata.

Rividi con commozione i miei colleghi dell'ospedale, che rimangono ancora nei miei ricordi come immagini sfumate dal tempo. Non ricordo le facce, ricordo quanto mi hanno insegnato, soprattutto sul coraggio di operare con professionalità in condizioni estreme.

Mi raccontarono di un collega che dopo un attacco nemico si mise a operare un ferito; quando finì di suturare la ferita, avvertì gli altri di essere stato colpito pure lui cadendo a terra svenuto.

Un'altra volta il chirurgo dell'ospedale mi disse di essersi trovato troppo vicino all'esplosione di un razzo. Non aveva riportato gravi ferite, ma aveva perso i sensi. L'ultimo suo ricordo di quell'evento era stato di sentirsi all'interno di una fiammata e che il mondo era diventato rosso.

Penso a questo racconto quando cerco d'immaginare cosa provarono nell'ultimo istante della loro vita i giornalisti triestini uccisi da una granata a Mostar, Marco Luchetta, Alessandro Ota e Dario D'Angelo.

Anche in loro ricordo nel 1994 è stata istituita la Fondazione «Per i bambini vittime della guerra» che porta il nome Luchetta, Ota, D'Angelo, Hrovatin, quest'ultimo ucciso in Somalia assieme a Ilaria Alpi. I loro amici, per la maggioranza giornalisti, avevano fondato in loro memoria questa organizzazione. La Provincia di Trieste aveva messo a disposizione un edificio da sistemare e anche la RAI diede un contributo alla ristrutturazione. A questo punto mi contattarono per riempire quel contenitore con dei contenuti. Proposi di creare una «casa di accoglienza» per bambini malati provenienti da zone di guerra. Il Burlo Garofolo di Trieste li avrebbe curati, e in quella casa avrebbero potuto soggiornare con le loro famiglie nei giorni in cui non era necessaria la degenza. Per molti anni ho collaborato con questa struttura e sono stato membro del consiglio d'amministrazione. Quando è scoppiato il caso Stamina mi è stato chiesto di dimettermi con una lettera che ancora conservo. Mi sono dimesso ma niente può togliermi di dosso la sensazione di aver subito un'ingiustizia. Anche se mi sforzo non riesco a credere che persone che hanno lavorato con me, che sanno chi sono, abbiano creduto alle menzogne. Devo farmene una ragione, ma non ci riesco.

CAPITOLO TERZO

JUGOSLAVIA

Nei primi anni Novanta ero ancora nel mio periodo filoarabo e avevo un interesse superficiale per quanto accadeva in Jugoslavia, nonostante fosse letteralmente sulla porta di casa mia.

Come ogni buon europeo ottuso e ignorante leggevo i giornali e avevo accettato l'idea standard dei «serbi genocidi e stupratori» e dei «musulmani vittime».

Nel 1991 avevo trapiantato col midollo del padre un bambino montenegrino affetto da osteopetrosi, la malattia delle ossa di marmo. Ero stato probabilmente il primo in Italia a eseguire un simile trapianto parzialmente compatibile su una malattia genetica e l'intervento era stato un successo.

Devo però fare un passo indietro e spiegare che cosa è stato il mio lavoro sui trapianti di midollo.

Negli anni Ottanta e Novanta era difficile trovare un donatore compatibile per un bambino leucemico. Solo un fratello su quattro è «HLA-compatibile» con un altro fratello. Oggi la soluzione è quella di utilizzare i donatori compatibili non famigliari (Matched

Unrelated Donors – MUD) registrati a milioni nelle banche dati di tutto il mondo. Allora questa possibilità non c'era e molte famiglie si trovavano nella tragica situazione di sapere che il loro figlio aveva una forma di leucemia non guaribile con chemioterapia (per fortuna una minoranza), che un trapianto avrebbe potuto salvarlo, ma che questo trapianto non sarebbe stato possibile.

Come oggi con le staminali, alla disperazione di avere un bambino malato si aggiunge la rabbia di sapere che una terapia efficace è riservata ad altri ma non al proprio figlio. Tra l'altro non era possibile prelevare il midollo dai fratelli minori.

Durante un breve soggiorno al Royal Marsden Hospital a sud di Londra avevo discusso con il dottore John Millar del problema e avevamo parlato della possibilità di usare alcuni farmaci per «purgare» dalle cellule aggressive (i linfociti T) il midollo di un donatore non perfettamente compatibile, come sono sempre i genitori.

Millar aveva avuto l'idea di usare il cortisone, io avevo in mente la vincristina. Nacque così nel 1986 il primo modello italiano di trapianto «aploidentico» che utilizzava per il «purging» entrambi i farmaci (un genitore condivide col figlio un solo cromosoma, mentre l'altro è dell'altro genitore).

Ebbi la fortuna dei principianti con i primi trapianti, utilizzando il midollo di un genitore in alcuni pazienti con leucemia in stadio quasi «terminale», poi con gli anni la statistica si prese la sua rivincita ed ebbi degli insuccessi, non dovuti al trapianto in sé ma al fatto che la leucemia quando curata troppo tardi recidiva anche dopo un trapianto.

La stessa metodica poteva essere utilizzata anche in alcune malattie genetiche a prognosi assolutamente infausta, come appunto l'osteopetrosi. L'osteopetrosi è una malattia genetica che provoca l'accrescimento incontrollato dell'osso. Questo soffoca il midollo osseo, causando una grave anemia e chiude a saracinesca il forame ottico causando la cecità.

Alcune forme di osteopetrosi sono molto precoci e un lattante può restare cieco già nei primi mesi. Per questo, come e più che per la leucemia, un trapianto di midollo deve essere fatto immediatamente dopo la diagnosi. Anche oggi, pur essendo disponibili i donatori MUD extrafamigliari, la ricerca del donatore può risultare eccessivamente lenta, mentre i genitori sono pronti immediatamente.

I primi viaggi in Jugoslavia

Nel caso del bambino montenegrino il trapianto, primo in Italia in questa malattia, era perfettamente riuscito e il bambino stava rimodellando le sue ossa, che andavano «ammorbidendosi» salvandogli la vista messa in pericolo dal restringimento progressivo del canale in cui passa il nervo ottico.

Qualche mese dopo la dimissione mi arrivò la notizia che il bambino, tornato in Jugoslavia, aveva finito il farmaco antirigetto e rischiava di morire per mancanza di cure.

Non potevo certo mandare il farmaco per posta e nessuno era disponibile a fare un simile viaggio. Quindi decisi di andarci io stesso.

Avrei dovuto raggiungere la Jugoslavia attraverso

l'Ungheria, e non avrei saputo come fare. Il destino mi presentò quella che sarebbe stata la mia guida e il principale tormento negli anni successivi.

Non ricordo come entrai in contatto con un certo carrozziere triestino per metà montenegrino che si era offerto di farmi da guida. Quel maledetto disgraziato-lazzarone-ladro e truffatore mi convinse ad accettarlo come collaboratore, e di fatto fu un'ottima guida attraverso i Balcani. L'esperienza di contrabbandiere è molto utile quando si vuole attraversare un'area in guerra. La volta in cui volli guidare io il furgone pieno di bambini cardiopatici da operare in Italia, sbagliai clamorosamente strada e finii di notte fra le trincee croate. Alcuni soldati uscirono stralunati da una trincea esitando a spararmi addosso.

Chiesi con la faccia del turista fai da te: «Beograd molim?».

Quelli con la mano libera indicarono l'Est. Partii veloce mentre dietro di me si riaccendeva la battaglia.

Invece, quella prima volta il disgraziato-lazzarone-ladro-truffatore mi fece arrivare senza problemi almeno fino al confine tra Ungheria e Voivodina.

Qui cominciò il mio addestramento da contrabbandiere.

Avevo un paio di scatole di Sandimmun Neoral, il farmaco antirigetto che dovevo consegnare a Belgrado alla madre del bambino.

Un doganiere ungherese con i baffi spioventi e la faccia da stronzo, guardando le due scatole, disse: «Embargo».

Io cercai di fargli capire che le sanzioni contro la Jugoslavia non prevedevano piccole quantità di farmaci.

Invece quello, a muso duro, mi disse: «New York», intendendo che dovevo andare all'ONU a chiedere una dispensa particolare.

Cominciammo a litigare, lui in ungherese, io in dialetto triestino infarcito di commenti su sua madre, mentre il disgraziato-lazzarone eccetera scendeva dalla macchina e mi indicava con gesti eloquenti la sbarra del confine alzata.

Il doganiere stronzo mi intimò di parcheggiare il furgone.

Disse: «Parking», indicando uno spiazzo vicino alla sbarra.

Io capii l'antifona e ripetendo «parking» superai a tutta velocità la sbarra di confine, mentre il disgraziato-lazzarone eccetera mi correva dietro gridando di non fermarmi.

Non sentii nessuno sparo e probabilmente il doganiere stronzo e orbo non era riuscito a prendere nota della targa.

Dall'altra parte doganieri serbi sorridenti avevano capito tutto e mi accolsero come un eroe.

Mi offrirono da bere una grappa di prugne, la rakija, che io semiastemio e a digiuno accettai tanto per non offenderli.

Saranno state le facce sorridenti così diverse da quelle dei doganieri ungheresi, sempre incazzati, sarà stata la rakija, in quel momento mi sentii serbo.

Io divento parte di ogni popolo che incontro, ma non mi sono mai sentito ungherese.

La mia guerra personale contro l'Ungheria continuò nei due anni successivi, passando in modi diversi attraverso i suoi confini con farmaci, cibo e giocattoli, senza andare prima a New York per il permesso.

Preciso che non ce l'ho con il popolo ungherese, ricco di musicisti e artisti importanti per la nostra comune cultura europea, anche se non mangio il goulash per motivi ideologici, essendo io vegetariano. Ce l'ho solo con gli ungheresi stronzi.

Una volta, con un furgone veramente pieno di farmaci e cibo, arrivai al confine e scesi subito apostrofando il doganiere ungherese, che sembrava già pronto a rompermi le palle: «Dove sono i miei cinque camion?».

La risposta in ungherese sarà stata del tipo: «'zzo ne so?».

«Come, mi avete perso i camion? Tutto il materiale per la missione italiana in Bosnia? Che cosa mangeranno, come si copriranno? Questo è uno scandalo internazionale, protesterò alla mia ambasciata!»

Tutto ciò in anglo-veneto, mentre il doganiere infastidito rispondeva con qualcosa che doveva essere: «Vaffanculo».

Io dissi: «Vado a fare in culo... da quella parte?», indicando la sbarra del confine.

Lui forse disse di sì e così passai.

Un'altra volta avevo in macchina un bambino con tumore cerebrale e senza alcun documento.

Ovviamente un poliziotto provò a rimandarmi indietro.

Io gli dissi che guidavo da un giorno (era vero) e mi sentivo male, che non potevo affrontare un lungo viaggio di nuovo.

Mi provocai un conato di vomito e barcollando con le mani sporche cercai di appoggiarmi al poliziotto fingendo di aver bisogno di sostegno.

Lui mi mandò a fare in culo e io obbedii passando il confine.

Quando arrivai al confine di Fernetti, tra Slovenia e Italia, affrontai subito la questione con il poliziotto italiano. «Buongiorno, lei ha un grosso problema: io ho in macchina un bambino bosniaco con tumore cerebrale, senza documenti. Che fa? Mi caccia indietro?».

Quello allargando le braccia rispose: «Dottò, anch'io ho figli... Si dimentichi di avermi visto e vada!».

Ci sono momenti in cui l'orgoglio di essere italiano si esalta.

Negli anni più critici della crisi jugoslava passavo i weekend e le vacanze a Belgrado e in Bosnia.

A Belgrado avevo messo in piedi con alcuni fantastici colleghi un progetto di trapianti di midollo. Nel 1993 con Dragana Vujic facemmo il primo trapianto di midollo osseo della storia serba. Mi sono sempre fatto un punto d'onore e ho avuto sempre come progetto di vita di trasferire ad altri quello che sapevo in materia di trapianti di midollo. L'ho fatto con i colleghi di Pavia e Genova in Italia, poi in Serbia e poi a Samara e a Baghdad.

L'ambiente intellettuale di Belgrado era straordinario.

Il padre di un paziente, ingegnere nucleare di Vinca – rimasta famosa per l'incidente nucleare del 1958, uno dei primi della storia –, mi portò a fare un giro turistico nella centrale dove erano stoccate grandi quantità di cobalto radioattivo. A pranzo mi disse che usavano il cobalto per irradiare le patate, per evitare che germogliassero durante la conservazione, e che comunque di cobalto ne avevano in eccesso.

Su un tovagliolo di carta disegnai lo schema di una macchina per fare la stessa cosa con le sacche di emoderivati che vanno irradiate prima di trasfonderle ai trapiantati. I pazienti trapiantati non hanno alcuna difesa immunologica contro le cellule estranee, e anche una trasfusione può uccidere il malato per una forma di «rigetto contro l'ospite».

Due mesi dopo l'irradiatore di sacche era pronto. In commercio costa almeno 150.000 euro.

Fu probabilmente durante un altro pranzo che spiegai come si costruisce un «congelatore programmato» per congelare i midolli in azoto liquido.

Anche quello venne costruito rapidamente e in poco tempo il nucleo base del Centro Trapianti era operativo. Il primo paziente fu un bambino musulmano.

Feci la sciocchezza di meravigliarmi davanti a Dragana. Lei sorridendo mi rispose: «Embè?».

L'ambiente bosniaco era invece tecnologicamente meno adatto a progetti di terapie avanzate e quindi in Bosnia il mio impegno si concentrò sul trasferimento di materiale sanitario. In buona sintesi per tutta la durata della guerra in Jugoslavia ho lavorato con i serbi per il Centro Trapianti e con i bosniaci per le forniture di materiale sanitario.

La maggior parte del mio materiale raggiunse i musulmani a Gradačac grazie a un mio amico che aveva scelto di passare da quella parte; io privilegiai la zona della Repubblica Serba di Bosnia.

L'amico partiva con un camion, io solo con un Ducato. Dopo averlo scaricato lo riempivo di bambini che mi portavo in Italia per curarli.

Le patologie che più ho trasferito in Italia sono state di tipo emato-oncologico e cardiologico. Chi mi rese famoso fu un bambino di nome Dejan (per i serbi «mali Dejan») che aveva perso entrambe le gambe per colpa di una bomba. Perfino il suo cane era senza una zampa. Lo portai in Italia, gli furono confezionati due arti artificiali e così tornò a casa camminando.

I bambini mutilati sono una costante di tutte le guerre. Ricordo una famiglia serba di cercatori di funghi che aveva due figli con una sola gamba. I bambini erano andati nei campi a raccogliere i funghi con cui sopravviveva la famiglia e avevano pagato un prezzo altissimo.

Le mine antiuomo sono la maledizione di ogni guerra. Anche chi in buona fede le mette solo per difendere casa sua può morire oppure dimenticare dove le ha messe.

Per questo motivo non ho mai messo i piedi sull'erba in nessun teatro bellico. Ho sempre fatto pipì tenendo i piedi sull'orlo della strada. Questo è stato imbarazzante in Jugoslavia, ma in Afghanistan con i pudici integralisti poteva costarmi quello che tentavo di evitare di perdere per una mina.

Pur abitando in una città a due passi dal confine, l'impossibilità di passare attraverso la Croazia imponeva di attraversare la Slovenia e quindi l'Ungheria per arrivare in Serbia, da cui passavo in Bosnia.

In Slovenia piove e nevica molto e per buona parte della guerra in inverno mi sono fatto dei viaggi molto poco confortevoli; l'Ungheria, poi, mi sembrava la patria del ghiaccio. Considerato il mio senso dell'orientamento se il mio viaggio fosse stato controllato via GPS sulla carta geografica si sarebbe visto più un gomitolo che una linea retta. Dal confine sloveno di Murska Sobota, entravo in Ungheria, miravo a Szent Gyorgy, poi mi perdevo attorno a Pecs, mi imbarcavo su un traghetto sul Danubio e alla fine raggiungevo il confine della Voivodina. Da lì la strada per Belgrado era facile.

Negli anni Novanta il fisico era quello di un camionista e partivo la sera del sabato, viaggiavo di notte e arrivavo la mattina, pronto a distribuire i farmaci e quindi a riempire il furgone di bambini da portare a Trieste.

Il lunedì ero pronto a riprendere servizio presso il Centro Trapianti.

Nel 1984 sono stato il primo pediatra italiano, pari merito con Padova, a eseguire trapianti di midollo su bambini. In quel periodo ho violato abbastanza leggi da meritare l'ergastolo (i giudici ci suggerivano di andare avanti, loro sarebbero intervenuti solo in caso di danni ai pazienti), ma grazie a quel periodo eroico in cui giravo per l'Italia con i midolli conservati in recipienti di azoto liquido, oggi ci sono centinaia di adulti sani che girano tra di noi.

Poi nel 1986, come già detto, sono stato il primo in assoluto a saper fare trapianti utilizzando i genitori quali donatori; questo ha intasato per anni il mio servizio presso il Burlo Garofolo di Trieste, e il tempo libero era per me un concetto sconosciuto.

Nei primi anni lavoravo circa venti ore al giorno: tornavo a casa solo per cenare con i bambini, tanto perché si ricordassero di me, mentre le mie due infermiere facevano turni di ventiquattr'ore a testa. Né io né Rosa o Giovanna abbiamo mai ricevuto un «grazie» dall'ospedale. Ce ne siamo fatti una ragione.

Le mie assenze dal reparto dovevano essere concentrate al massimo; approfittando delle pause tra un trapianto e l'altro.

Quindi sfruttavo tutti i mezzi per ridurre i tempi delle missioni. E la prima cosa da ridurre era il sonno. Ho verificato su me stesso la possibilità di concentrare il sonno in venti minuti a cicli di circa quattro ore. La metodica prevedeva di fermarsi immediatamente quando il furgone sbandava per un colpo di sonno, dormire seduto il più scomodo possibile, e quindi ripartire al risveglio.

I viaggi da Trieste alla Bosnia avrebbero potuto essere molto più brevi se fossi passato attraverso il confine di guerra tra la Repubblica Serba di Krajna, territorio già croato, e la Croazia. Di là potevano passare solo convogli dell'ONU o della Croce Rossa.

Io mi ero alla fine comprato una Range Rover bianca, dell'età giusta per essere considerata auto d'epoca. Consumava come un camion e si guastava molto spesso.

Ero nel frattempo diventato membro di un'associazione che si occupava di Diritti Umani e che aveva una qualche affiliazione con le Nazioni Unite, e ritenni mio diritto mettere sulla fiancata della Range un adesivo dell'associazione con al centro lo stemma dell'ONU. Con questo escamotage una volta cercai di mimetizzarmi in un convoglio delle Nazioni Unite.

Quando vidi avvicinarsi al confine il convoglio dell'ONU, mi misi in coda per passare in Croazia, da dove in un paio d'ore avrei potuto arrivare a Trieste. La guardia al confine non ci cascò e ci costrinse a fermarci.

In auto con me c'era Roberto Tanfani, assessore regionale. Era notte e le autorità presenti non sapevano cosa fare di noi.

In attesa di ricevere ordini da Zagabria, ci imposero di passare la notte vicino alla garitta del soldato di guardia.

Il ragazzo si chiamava probabilmente Ante, lo stesso nome del criminale di guerra responsabile di eccidi di serbi nella Seconda guerra mondiale, Ante Pavelić.

A un certo punto si addormentò e io scesi dall'auto assieme a Roberto. Gli chiesi di spingere con me la Range che avevo lasciato in folle.

Roberto, un po' angosciato, mi disse: «Marino, ma quello ci spara!».

Io stavo già spingendo con le spalle e sussurrai: «Zitto e spingi!».

Così, senza fare rumore, ci spostammo di una cinquantina di metri mentre Ante continuava a russare placidamente.

Risalimmo in macchina e partimmo, senza che nessuno ci fermasse.

Dopo qualche chilometro una pattuglia di poliziotti ci bloccò e cominciai a pensare a come dovevano essere scomode le prigioni croate.

Alle domande del poliziotto risposi in qualche modo che lo convinse che eravamo medici dell'ONU, e il viaggio continuò senza altri intoppi.

Evitai di passare per Zagabria, dove temevo ci fossero posti di blocco sull'autostrada, feci qualche giro tortuoso in Istria e raggiungemmo sani e salvi Trieste.

Su quel confine tornai dalla parte croata, dopo che alcuni membri del Quinto Corpo Musulmano di stanza a Bihać, alleati dei croati, mi avevano chiesto di mediare con le autorità serbe della Krajna un cessate il fuoco tale da permettere una trattativa.

Serbi, croati, musulmani, albanesi: ho collaborato con tutti e non ho mai parteggiato per nessuno. Io sono dalla parte di chi ha bisogno del mio aiuto e collaboro con chiunque mi permetta di raggiungere i miei bambini. Come dissi una volta in un'intervista a Paolo Rumiz di «Repubblica»: «Se il diavolo avesse un figlio malato io andrei a trattare con lui».

E a questo principio mi sono ispirato per tutta la crisi jugoslava. E così è andata a finire che il mio numero di telefono girava per tutti i Balcani; un signore di nome Faruk mi telefonò, chiese il mio aiuto per impostare una trattativa e mi diede appuntamento al Motel Plitvice vicino a Zagabria. Non gli chiesi chi fosse.

Il programma che mi propose era di passare in Krajina per instaurare un primo contatto tra serbi e musulmani. L'idea sembrava campata in aria ma accettai. Dall'altra parte del confine, mi disse, mi avrebbe aspettato un alto ufficiale serbo.

I musulmani mi nascosero sul rimorchio di un camion sotto un telo. Mustafà, l'autista, aveva il permesso di lavorare nella terra di nessuno.

Purtroppo i preparativi erano durati più del previsto, e quando, lasciato il camion con Mustafà che tornava indietro, arrivai al posto di blocco gestito sia dai soldati danesi dell'ONU che dai serbi, l'ufficiale se n'era andato.

Il poliziotto serbo non aveva ricevuto ordini in merito e non mi lasciò passare.

Mi trovai nella terra di nessuno, di notte, con temperatura sotto lo zero vestito in doppiopetto e cravatta, ci tenevo a far bella figura nelle trattative.

I soldati danesi non potevano lasciar entrare un civile nelle loro baracche, quindi rimasi all'aperto per un paio d'ore chiacchierando col soldato di guardia. Assomigliava molto a mio figlio Matteo, ed era molto simpatico. Spero sia sopravvissuto il giorno in cui i croati, durante l'operazione Tempesta, passarono sopra ai corpi dei soldati dell'ONU.

Credo che nessuno sia stato condannato per questo, come già per il massacro di soldati dell'UNIFIL sul Litani al tempo dell'invasione israeliana in Libano. In ogni guerra ci sono vittime che nessuno ricorda.

Per evitare di morire congelato saltellavo sul posto. Alla fine mi resi conto che non c'era modo di passare dall'altra parte neanche millantando una mia falsa amicizia con Karadžić. A quel punto mi resi conto che non aveva più senso restare lì, a meno di non voler morire congelato.

Salutai il soldato danese stupefatto con un: «Ora la devo salutare, mia moglie mi aspetta per andare a teatro», e mi inoltrai nella notte verso il confine croato.

Evitando di mettere un piede su una delle tante mine sparse ai lati della strada, raggiunsi nell'oscurità più completa la sbarra del confine, che attraversai camminando gattoni. Il soldato croato dormiva.

Un cartello stradale diceva: «Zagreb 50 km».

Io uso sempre lo stesso paio di scarpe, per tutte le occasioni; in questo modo penso di essere pronto a tornare comunque a casa a piedi, visto che una vescica può costarmi la vita. E in effetti quando mi si è rotto il motore nel bel mezzo del deserto iracheno, ci sono andato vicino.

Quella volta diedi uno sguardo al cielo stellato e, tirato un sospiro, cominciai a camminare.

Dopo venti chilometri trovai un albergo in cui potei

riposare al caldo. Le contratture muscolari per il freddo e la fatica erano dolorosissime, ma riuscii a dormire un paio d'ore.

La mattina ritrovai Mustafà, che mi riportò alla mia macchina parcheggiata al Motel Plitvice sull'autostrada.

In serata ero a teatro con mia moglie.

Quando la luce si spense, rimasero sulla volta del teatro tante piccole luci, che mi fecero venire in mente le stelle che mi avevano accompagnato nella mia passeggiata in Croazia.

Con un ritardo di ventiquattr'ore arrivò la Paura.

Ebbi una crisi di tachicardia e mi resi conto solo allora del pericolo che avevo corso. Io, con moglie e tre figli, ero così scemo da andare a rischiare la vita a quel modo? Alla paura si mescolò il rimorso.

Rimorsi ne avevo spesso; non ero certo il marito ideale che qualche donna desidera, tutto casa e pantofole.

Per sedare almeno un poco il rimorso per il mio comportamento inadeguato per un padre di famiglia, mi ero comprato un giubbotto antiproiettile. Così potevo dire alla mia coscienza che ero prudente.

Di fatto un giubbotto antiproiettile protegge pochino dalle pallottole, serve più che altro per le schegge delle bombe. I militari hanno una piastra aggiuntiva sul petto che può fermare un proiettile da arma lunga.

I miei venti strati di kevlar potevano fermare una pallottola di pistola, ma non una di kalashnikov. Inoltre, i volontari in guerra rischiano la vita soprattutto mentre sono alla guida. I colpi laterali trovano del tutto indifesi cuore e polmoni. Per tale motivo qualche volta infilavo una pala senza manico nel finestrino.

Una volta nella zona serba di Sarajevo incontrai un gruppo di irregolari serbi in servizio anticecchino. Una donna era stata da poco ferita a una gamba e loro erano a caccia del responsabile.

I giornalisti hanno sempre parlato di cecchini serbi e di vittime musulmane. Forse questo dipende dal fatto che i giornalisti stavano preferibilmente negli alberghi della zona musulmana. Posso garantire che non era così.

In quella sporca guerra civile chiunque poteva passare la serata sparando ai vicini dall'altra parte del fronte.

Una signora serba mi raccontò che lei metteva a stendere i panni da una sola parte della casa, perché dall'altra il vicino musulmano le sparava ogni volta che metteva fuori la testa. Suo figlio alla fine si beccò una pallottola in testa, sopravvisse ma temo sia rimasto cieco.

Non mi è servito a molto il giubbotto antiproiettile, se non a far ridere i serbi. Una volta, vedendomelo indossare, si presero la briga di informarmi che il loro capitano ne aveva indossato uno uguale quando la pallottola di un cecchino era riuscita ad attraversare la parte anteriore del giubbotto e il cuore, fermandosi però sulla parte posteriore. Io continuai a illudermi che il giubbotto dimostrasse quanto fossi prudente.

Radovan Karadžić

In Bosnia c'erano buone probabilità di farsi male. Mi ero fatto l'idea che il modo migliore per ridurre il rischio in un'area pericolosa fosse informarsi prima su chi fosse il più cattivo e quindi buttarsi subito tra le sue braccia. Se con lui fosse andata bene al primo colpo poi non ci sarebbero stati problemi. Quindi, quando entrai in Bosnia dalla parte serba, mirai subito al governo serbo-bosniaco.

I rapporti con la dirigenza serbo-bosniaca risultarono in realtà subito facilissimi. I serbi, se incazzati, possono essere molto pericolosi; ma normalmente hanno in comune con gli arabi il senso dell'ospitalità.

Decisi per prima cosa di prendere contatto con il ministro della Sanità di Pale; approfittando del fatto che il dottor Dragan Kalinić era un chirurgo toracico immaginavo di poter contare su una certa solidarietà tra colleghi. Mi presentai senza appuntamento alla sede dove aveva l'ufficio: una fabbrica abbandonata.

Il corpo di guardia ritirava tutte le armi da fuoco dei visitatori, e i miei due autisti, due simpatici mascalzoni con qualche precedente penale, amici del carrozziere di cui sopra, rimasero con i soldati a chiacchierare.

Il rapporto con Kalinić fu subito cordiale e migliorò quando seppe che mi occupavo di sua moglie, rifugiata in Italia.

Quando ridiscesi le scale, pieno di souvenir governativi, trovai i due autisti al posto di guardia con in braccio fascine di kalashnikov che avevano ritirato ai visitatori.

I soldati serbi erano andati a pranzo lasciandoli soli a controllare il palazzo.

Mi sono trovato così nella condizione di poter sequestrare tutta la dirigenza serba armi in mano.

Come ho notato anche in Iraq nel 2004, l'idea di «security» entra lentamente nella testa dei rivoluzionari.

La volta in cui a Baghdad, anziché palparmi con rispetto islamico i fianchi evitando di toccarmi il sedere, dove tenevo la pistola, due guardie usarono il metal detector, mi sentii morire. Quando l'apparecchio fece «biip», i due ridendo ripeterono «biip» e mi lasciarono andare.

I contatti con Karadžić furono altrettanto semplici. Una sera io e Paolo Matteucci, un mio amico ora scomparso, uscivamo dal funerale del padre di un alto ufficiale serbo. Eravamo completamente ubriachi: seguendo le tradizioni locali ai funerali serbi ogni dolente porta con sé una bottiglia di rakija. E si beve.

Non so come siamo arrivati a Pale, dove abbiamo letteralmente bussato alla porta della residenza di Karadžić. E non so come, a notte fonda, mi abbiano fatto entrare e incontrare Radovan, forse già in pigiama.

Con un'alcolemia che avrebbe fuso un etilometro, credo di avergli proposto di venire assieme a Izetbegović a Trieste, per una conferenza per la pace. Il dio degli ubriachi mi ha protetto, Radovan non mi ha fatto sparare e da quel primo incontro ne sono seguiti altri. A me serviva il suo aiuto, a lui non so. Forse era solo divertito da quello strano italiano che sembrava non conoscere le fondamentali norme di sicurezza, oltre che di bon ton.

Mi presentai al secondo incontro sobrio e con una richiesta. Ricordando che era anche lui un medico chiesi: «Collega, non riesco a convincere mia moglie che non sei un criminale di guerra. Cosa puoi fare per aiutarmi?».

Lui non fece una piega e mi consegnò un documento che mi permetteva di passare tutte le linee serbe, portando con me malati di qualsiasi nazionalità e religione.

Tra me e Karadžić si creò col tempo uno strano rapporto di complicità. L'ho incontrato più volte. Misi davvero alla prova la sua disponibilità ad aiutarmi nel 1995.

Durante l'assedio di Bihać i musulmani rinchiusi nella sacca stavano soffrendo la fame. Nemmeno l'ONU e la CRI erano riusciti a piegare l'inflessibilità di Mladić.

Dal suo punto di vista, l'idea di farli morire tutti di fame non era strategicamente sbagliata: da quell'area poi uscirono le truppe croate che sconfissero i serbi.

Il carrozziere disgraziato eccetera aveva qualche affaruccio probabilmente sporco anche con i musulmani di Bihać, e mi mise in contatto con alcuni agenti segreti del Quinto Corpo d'Armata musulmano.

L'incontro avvenne ancora una volta al Motel Plitvice sull'autostrada vicino a Zagabria.

Questi tipi mi raccontarono delle sofferenze della popolazione di Bihać, dei bambini che morivano di fame e ovviamente mi convinsero a guidare un convoglio di cibo entro l'enclave.

I primi camion, croati con autisti musulmani, con carico pagato dagli Emirati Arabi, avrebbero dovuto entrare attraverso la Krajna serba dal confine croato di Mošćenica. Quindi, oltre ai musulmani, dovevano essere d'accordo anche i croati e i serbi di Bosnia.

Il rapporto con lo Stato Maggiore croato fu poco impegnativo.

Un mio amico giornalista aveva fatto un corso di contro-dis-informazione a Langley, in Virginia, assieme a un collega che era diventato vice di Gotovina, il generale croato che per troppo poco tempo ha giocato a carte con Mladić e Milošević in Olanda. Bastò una cena a Zagabria ed ebbi il via libera del generale.

Per la parte serba serviva quello di Karadžić.

Arrivai a Pale come sempre senza appuntamento. Radovan era occupato col Gruppo di Contatto e, secondo il protocollo del suo entourage, fui invitato a cena per passare il tempo.

Mentre avevo la bocca piena di carne (lo ricordo con rimorso ora che sono diventato vegetariano), mi accorsi che gli altri convitati si alzavano in piedi.

La mano di Karadžić sulla spalla e la sua voce: «Cosa vuoi questa volta?».

Buttai giù pericolosamente il boccone e dissi: «Signor presidente, i bambini di Bihać hanno fame, non vorrà che muoiano, vero?».

Lui sospirò e mi disse: «Okay, puoi andare, ma stai attento perché quelli sono terroristi».

Sempre incapace di tenere a freno la lingua risposi: «È esattamente quello che loro dicono di te».

Karadžić mi fece preparare la missione con cura, realmente preoccupato per la mia incolumità. Dirigeva l'operazione il generale Zdravko Tolimir, ora condannato all'ergastolo per il massacro di Srebrenica. I boia, visti da vicino, sono spesso normali, simpatici. Lui lo era.

Alla fine i permessi furono pronti. Il primo convoglio era costituito da due camion caricati, a detta degli amici del Quinto Corpo, con alimenti.

Veniva con me un giornalista triestino, Fausto Biloslavo, abituato a mettersi nei guai nei peggiori teatri di guerra. Voleva così approfittare del passaggio per entrare per primo nella sacca di Bihać.

Arrivammo al confine di Moščenica, controllato dai croati.

Quello che doveva essere un primo passo tranquillo si complicò per l'arrivo di due grosse macchine nere, da cui scesero dei tipi che mi intimarono di rimanere fermo, mentre entravano nell'ufficio doganale.

Io ne approfittai per fare qualche telefonata con il telefono portatile, un apparecchio di due chili di peso.

Poi i signori in nero mi portarono dentro l'edificio.

Fausto fu fatto accomodare di fronte alla stanza dove quattro agenti, segreti o palesi, cominciarono a interrogarmi.

Per prima cosa mi ricordarono che qualche tempo prima ero passato di notte da quel confine senza permessi, fingendo di essere un membro dell'ONU grazie alla mia vecchia Range Rover bianca.

Ammisi tutto senza farmi pregare. In realtà non era all'immigrazione irregolare che erano interessati, ma ai miei rapporti con le autorità serbe.

Io trovo quanto mai rilassante confessare durante un interrogatorio e raccontai di ogni mio contatto con Karadžić e Mladić.

Gli interrogatori mi sembrano sempre delle sedute di psicoanalisi. Non nascondo mai nulla. I croati ebbero tutti i dati più intimi della vita dei dirigenti serbi, dal tipo di succo di frutta di Karadžić al vino di Mladić.

Nella stanza vicina un poveraccio veniva interrogato in maniera meno cortese.

Fausto sentiva il rumore degli schiaffoni e le imprecazioni dell'inquirente, mescolati alla mia voce tranquilla, senza poter distinguere da quale stanza provenissero. La sua stima nei miei confronti crebbe certo di molto.

Dopo cinque ore di confessione gli agenti, sentendosi torturati, mi supplicarono di smetterla, ma io insistetti per aggiungere altri elementi importanti.

Uno, allora, sussurrò malignamente: «Chi sa che lei è qui con noi?», facendomi balenare l'idea che avrei potuto non uscire vivo da quella stanza.

Io sempre sorridente risposi che, avendomi lasciato con il telefono in macchina, avevo chiamato mia moglie, l'ambasciata italiana, l'ANSA e qualcuno che magari avrebbe chiamato di lì a poco.

In effetti, la telefonata dallo Stato Maggiore croato arrivò poco dopo, e Fausto ebbe modo di vedere che nella mia stanza veniva portato un vassoio con tè e pasticcini.

Così, finalmente, ci lasciarono partire.

Io guidavo il convoglio con la mia macchina e dietro c'erano i due terrorizzati autisti musulmani dei camion.

La scena eroica fu un po' rovinata dal fatto che la mia Range, vecchia di vent'anni, non ne voleva sapere di partire. Misi in moto con il sistema arcaico della manovella innestata direttamente sul motore e finalmente gli otto pistoni si misero a girare.

Mentre stavo per partire sul serio squillò il telefono, che per un miracolo della tecnologia di allora, a più di cento chilometri da un ripetitore, permise a mia moglie di chiamarmi per avvertirmi che stavo andando al martirio in quanto dall'altra parte mi aspettavano per rapirmi.

La notizia le era arrivata probabilmente da un musulmano «buono», che l'aveva invitata a recarsi in una cabina telefonica, da cui avrebbe dovuto chiamare un certo numero, che poi avrebbe dovuto distruggere, altrimenti i suoi figli... Accidenti, ha distrutto davvero quel numero.

Insomma, questo signore la avvisava che io, al confine tra Krajna serba e Bihać, sarei stato accolto da un soldato musulmano sorridente che mi avrebbe invitato a bere un caffè dal suo comandante, ma che poi mi avrebbe arrestato con l'accusa di aver ucciso dei bambini in un campo di concentramento serbo-bosniaco per prelevare loro i reni per fare dei trapianti.

L'assurda notizia sarebbe apparsa in Italia in un articolo del «Corriere della Sera»; a firmare il pezzo sarebbe stato Eros Bicic, giornalista sloveno già membro di qualche servizio segreto che avrebbe riportato la storia raccontata da un presunto mercenario, Roberto Delle Fave, che mi avrebbe visto uccidere i bambini.

Il «Corriere», in realtà, non pubblicò l'articolo di Bicic, grazie all'intervento di un altro giornalista, Roberto Morelli, uno dei tanti cui devo molto.

Nonostante questo fallimento, il consigliere comunale triestino Giorgio Marchesich, Bicic e Delle Fave tennero una conferenza stampa a Trieste, e la notizia fu pubblicata sui quotidiani «Il Piccolo» e «Trieste Oggi».

Al processo per diffamazione che si è tenuto molti anni dopo a Trieste, il mercenario dichiarò di essere totalmente incapace d'intendere e di volere per schizofrenia documentata e chi gli aveva creduto era scemo. I congiurati, una volta saputo che non ero un chirurgo e che non avrei saputo espiantare un rene, virarono l'accusa sul trapianto di midollo.

Un soggetto su centomila è compatibile con un altro, quindi avrei dovuto uccidere 100.000 bambini bosniaci, e spendere qualche decina di milioni di euro per il test di compatibilità prima di trovare la vittima giusta.

A posteriori i lazzaroni, per metà appartenenti alla polizia di Bihać e per metà appartenenti a un gruppo integralista musulmano responsabile di torture e decapitazioni, ammisero che le accuse erano deboli, ma che servivano solo per giustificare l'arresto temporaneo, cui sarebbero seguite torture e un decesso del sottoscritto, attribuito a una bomba serba.

Non ho mai saputo perché ce l'avessero con me; la prima ipotesi che mi viene in mente è che si sia dubitato che io fossi una spia, dal momento che avere rapporti sia con Karadžić sia con Gotovina può sembrare improbabile.

O forse c'erano interessi in gioco di cui non avevo idea ai quali senza problemi si poteva sacrificare la mia onorabilità.

Ultimamente mi è venuto il sospetto che demolire la credibilità di qualcuno e il suo onore sia il modo migliore per depistare l'attenzione del pubblico dalle vere notizie.

Comunque, quando mia moglie mi supplicò di non andare a Bihać, io mi misi a ridere assicurandola che l'ipotesi del rapimento non poteva essere vera, visto che tutti lì mi volevano bene.

Senza riattaccare suonai il clacson, gli autisti dei camion fecero squillare le loro trombe e gridando entusiasta, pieno di adrenalina, la salutai.

La notte ci fermammo in un hotel nella Krajna serba; gli autisti dormirono nei loro camion controllati dalla polizia serba, che voleva evitare che qualcuno tagliasse loro la gola. Io uscii di notte dall'albergo per verificare che stessero bene e travasai nel serbatoio della mia Range, capace di ingoiarsi 30 litri per 100 chilometri, i 20 litri di benzina che mi ero portato dietro.

Un vecchietto con perfetta pronuncia inglese, un funzionario delle Nazioni Unite con tutta probabilità, mi seguì, prese nota della targa della Range e mi disse che io stavo violando l'embargo dell'ONU contro la Jugoslavia per gli idrocarburi, e che mi avrebbe denunciato.

Sul momento pensai che fosse un poveraccio ubriaco, solo in seguito mi resi conto che la cosa era reale. L'ONU, come l'Unione Europea, tende a mandare in missioni all'estero tutti quei raccomandati troppo scemi per lavorare in patria.

Ricordo il ragazzo che voleva denunciarmi perché, prima di entrare con un furgone nel «viale dei cecchini» di Sarajevo, avevo attaccato una croce fatta con strisce sottili di nastro adesivo rosso sulla fiancata del furgone.

Lo scemo asseriva che solo la CRI ha il copyright delle croci rosse; io ribadivo senza speranza che la CRI ha brevettato una croce rossa fatta da cinque quadrati, mentre il modello a braccia sottili ha un copyright vecchio di duemila anni.

La mattina arrivammo al check-point di Petrovo Selo, controllato dai soldati polacchi. Fermai la macchina accanto alla sbarra d'ingresso nella zona musulmana e qui ebbi la sorpresa di incontrare un poliziotto musulmano che, sorridente, mi invitava a «prendere un caffè dal comandante».

Memore delle parole di mia moglie, risposi che avevo una terribile gastrite che m'impediva di bere caffè.

I soldati serbi che mi accompagnavano capirono

che si trattava di una trappola e minacciarono di arrestare i due autisti musulmani e di confiscare i camion. Mi misi a gridare che ero io il capo e che ordinavo che la missione si concludesse come programmato. I soldati serbi dissero che ero scemo, ma viste le mie conoscenze altolocate obbedirono.

Così i due camion entrarono senza di me a Bihać.

Era la prima volta che un carico di aiuti veniva consegnato senza il mio diretto controllo, e ho seri dubbi sul fatto che i ragazzacci si siano poi venduti il carico. Comunque qualcuno avrebbe mangiato e quello era importante.

Ritornai senza scorta verso il confine croato. Di notte, dalle parti di Plitvice, fui fermato da alcuni irregolari serbi armati fino ai denti e dalle facce inquietanti.

Cercai di sorridere davanti alle canne dei fucili, e quando il sudore mi aveva ormai bagnato la camicia il loro capo esclamò: «Doctor televizija!». Potenza della televisione, mi aveva riconosciuto come il dottore spesso intervistato dalla tivù serba. Ero salvo.

Nei giorni successivi mi posi il problema di riportare a casa Fausto Biloslavo che aveva scelto di rimanere al fronte. Ci demmo appuntamento in un ristorante vicino al confine tra Croazia e Krajina. Però, si poneva il problema di ritornare a mettermi nei guai.

Il dottor D'Agostino, dirigente della DIGOS triestina, mi garantì che se avessi fatto la stupidaggine di tornare in Croazia non sarebbe venuto a prendermi. Sarebbe bastato trovare nella mia macchina una bustina di droga o un'arma e io sarei rimasto in prigione per molto tempo.

Risolsi a modo mio la questione. Al confine con la Slovenia fermai la Range e dissi al doganiere di guardia che avrebbe fatto meglio a controllarmi accuratamente la macchina perché ero un tipo sospetto. Invece che chiamare la Croce Verde il poliziotto fece intervenire il responsabile del confine, che riconoscendomi affermò che io ero una persona al di sopra di ogni sospetto. Io cercai di spiegargli che un loro controllo avrebbe dimostrato che la macchina era pulita e che l'eventuale ritrovamento di materiale illecito in Slovenia o Croazia sarebbe stato un mezzo per incastrarmi. Il dirigente continuava a ribadire la sua stima nei miei confronti e rifiutava di perquisirmi il mezzo. Dopo lunga discussione accettai che dichiarasse che la macchina era pulita pur senza smontarla.

Arrivai al confine tra Croazia e la zona croata occupata dai serbi. Qui avevo prudentemente concordato un incontro con alcuni agenti segreti croati che avevo preavvisato del mio arrivo. Alla fine dell'interrogatorio a Mošćenica eravamo rimasti d'accordo che io avrei informato tutte le autorità di qualsiasi atto criminale di cui fossi venuto a conoscenza. Io intendevo, e intendo, sia musulmani che serbi o croati. Quindi per qualche giorno sono stato un collaboratore anche dei servizi croati.

Dal momento che erano «segreti» non conoscevo il loro nome. Avevo mandato un fax alla locale stazione di polizia citando «coloro che mi avevano offerto una birra»; avevano capito e mi aspettavano.

Mi dimostrai amichevole fornendo loro qualche informazione sulla dubbia moralità delle persone che gestivano i convogli.

Io avrei offerto le mie certificazioni necessarie a far

passare i futuri convogli di alimenti in favore dei loro alleati musulmani attraverso le linee serbe. Perché la mia firma su un pezzo di carta valesse tanto mi è ancora oscuro. Mi offrirono un'altra birra, una stretta di mano confermava la mia amicizia col popolo croato.

Poco dopo nella notte appariva Fausto, che arrivava a piedi da chissà dove, e tornammo a Trieste.

Sul confine italiano di Pesek era cambiato il turno di guardia. Dissi al poliziotto che poteva avvertire il suo superiore che tutto era andato bene. Quello mi bloccò e mi smontò la macchina alla ricerca di materiale illecito.

Nelle settimane successive degli emissari del governo croato vennero più volte a Trieste a portarmi i saluti del generale Gotovina (chissà se era vero), chiedendomi nel contempo di firmare delle richieste di permessi per altri convogli di cibo. Lo feci di buon grado, anche se con il sospetto che qualcuno ci avrebbe guadagnato dei soldi. Decisi di correre il rischio pur di fare arrivare cibo ai bambini.

I croati presentavano questa certificazione ai serbi e questi lasciavano passare il convoglio. Se me lo raccontasse qualcun altro non ci crederei, ma è andata davvero così.

Qualche tempo più tardi, ricevetti una telefonata, credo in francese, di un tipo che mi chiedeva d'incontrarmi in quanto inviato dal «generale».

Io feci la stupidaggine di dargli un appuntamento nel Porto Vecchio di Trieste, dove avevo il magazzino della mia associazione, in un luogo assolutamente isolato.

Era ormai buio e mi venne incontro un gigante con gli occhi sottili e la faccia che non vorresti incontrare di notte in un posto simile.

Mi si presentò come Dominique, affermando: «Je suis un professionnel».

La sua professione mi fu chiara quando mi disse che in Francia dava la caccia agli islamici.

Aggiunse che lo mandava il generale, pur non facendone il nome, il quale lo incaricava di vendicare il mio onore sporcato dalle accuse di Bicic e Marchesich.

Era pronto a far venire altri colleghi per far «pulizia».

Io mi sentii maluccio e fui vicino a spararmi nel testicolo destro visto che stringevo con forza la mia Beretta calibro 22, che avevo nella tasca dei pantaloni. (A causa delle mie opinabili frequentazioni il dottor D'Agostino mi aveva suggerito di farmi un porto d'armi.)

Balbettai che non volevo spargimenti di sangue.

Lui era turbato per questa mia strana perversione e sono stato costretto a spiegargli che la difesa del mio onore dipendeva da un giusto processo in cui Marchesich e Bicic sarebbero stati condannati. Se fossero morti sparati il mio onore sarebbe rimasto infangato.

Il killer mi guardò come se fossi un alieno, ma lasciò perdere e se ne andò.

Tornai al mio ospedale per controllare le condizioni di un bambino trapiantato. Nel giardino della struttura camminavo guardandomi alle spalle, tanto che andai a sbattere contro un segnale di divieto di sosta.

Arrivai in reparto con una riga di sangue che mi scendeva dalla fronte e lo sguardo spaventato.

Un'infermiera mi chiese: «Hai visto il diavolo?».

Io risposi di sì.

Feci il mio dovere fino in fondo e andai alla DIGOS della Questura di Trieste, dove denunciai il pericolo che teoricamente ancora correvano i colpevoli.

Ne parlai privatamente anche col giudice che aveva in mano la mia querela.

La causa durò cinque anni. Avevo fatto qualche errore nello scrivere la querela, non avevo coinvolto i direttori dei giornali che avevano riportato la conferenza stampa, e questo trasformava a quanto pare il delitto da «diffamazione a mezzo stampa» a «diffamazione semplice», per cui era competente la Pretura. Quando il nuovo giudice mi interrogò, gli risposi che a quel punto non ricordavo più l'evento e che non sentivo nemmeno la rabbia per quanto mi avevano fatto. Alla fine l'accusa cadde in prescrizione e mi pagai l'avvocato. Decisi allora che non mi sarei più rivolto alla Magistratura per difendere il mio onore. Avrei voluto mantenere fede a questo proposito, ma ultimamente ho dovuto derogare.

Ratko Mladić

I ricordi delle missioni che ho fatto nella ex Jugoslavia sono frammentari.

Tutti quegli anni passati ad attraversare confini all'andata con medicinali e al ritorno con bambini che avevano bisogno di cure sono nella mia memoria una massa indistinta di volti, di incontri, di qualche episodio bizzarro come quelli che ho raccontato fin qui. Sono sempre stato troppo impegnato a vivere per tenere un diario delle cose che faccio. Una delle iatture che temo di più è la domanda: «Quando è stato?». Osservo con una certa curiosità chi è sempre in grado di ricostruire giorno dopo giorno ciò che ha vissuto, chi è sempre in grado di spiegare il perché, il quando, il dove, il chi. Una parte di me è sinceramente ammirata, l'altra pensa che sia uno spreco di energie immenso accumulare pezze d'appoggio per giustificare la propria esistenza.

Non ricordo, ad esempio, in quale posto sul confine tra Bosnia e Serbia siamo finiti in un ristorante dove stava già bevendo il figlio di Mladić. Era, questo lo ricordo, l'autunno del 1995.

Mladić junior aveva un braccio ingessato per aver distrutto un blindato guidando ubriaco. Il babbo lo aveva mandato fuori dai piedi per evitare di doverlo punire. Il ragazzo ci invitò a bere con lui e mi resi conto rapidamente che parlava a ruota libera. Parlava troppo convinto di trovarsi davanti al bravo medico italiano che sosteneva la gloriosa causa serba.

Assieme a un altro serbo ubriaco raccontava di come era stato abbattuto un aereo francese.

Così, bicchiere di rakija dopo bicchiere, il ragazzo e il suo amico cominciarono a raccontare i dettagli dell'abbattimento dell'aereo francese e della cattura dei due piloti. Era stato un colpo fortunato con uno Strela, un lanciarazzi da spalla a guida termica, a tirar giù l'aereo.

I due piloti, Chiffot e Souvignet, si erano lanciati col paracadute ed erano stati accolti dai contadini in malo modo: uno dei due piloti zoppicava tanto da dover essere curato all'ospedale di Sokolac.

Poi Mladić padre li aveva fatti chiudere in un posto sicuro. Alle autorità francesi aveva detto che non sapeva che fine avessero fatto i due piloti, forse rapiti da qualche gruppo paramilitare.

Così, all'uscita da quel locale, mi trovai tra le mani un'informazione che capivo essere di una certa importanza. Al ritorno in Italia ritenni mio dovere comunicare la notizia alle nostre autorità.

Un mese dopo, il mio amico, lazzarone, mascalzone, figlio di, mi disse che un agente segreto francese, tale Hervé, gli aveva chiesto di indagare sulla sorte dei due francesi. Mi diede un numero telefonico di Parigi, che chiamai.

Mi rispose proprio un signor Hervé, cui raccontai la storia raccolta in Bosnia.

Hervé rimase molto colpito da quanto gli dicevo, tanto che gli chiesi come mai considerasse nuove quelle notizie, che i francesi avrebbero dovuto aver ricevuto settimane prima dai colleghi italiani.

Hervé mi disse che nessuno aveva mai comunicato quelle notizie.

Non fece bene alla mia autostima sapere che le autorità italiane non mi avevano ritenuto un informatore affidabile.

I francesi, venni a sapere dopo, presero invece per buone le mie parole e chiamarono Mladić per avvisarlo che erano a conoscenza di quanto era successo ai due piloti, citando anche il nome dell'ospedale dove erano stati curati. Chiesero perentoriamente la liberazione dei due, minacciando ritorsioni in caso di rifiuto. Mladić cedette e i due piloti furono liberati.

Quando Ratko Mladić venne a sapere che qualcuno aveva avvertito i servizi segreti francesi che i due piloti erano in mano sua, si arrabbiò molto e promise di far passare il colpevole sotto i cingoli di un carro armato.

Certo di non poter sfuggire alla sua vendetta se avesse dubitato che fossi io quello che cercava, decisi che fosse meglio buttarmi tra le sue braccia convincendolo che non potevo essere il responsabile.

Mi feci invitare nella sua base «segreta» di Han Pijesak, dove ebbi il discutibile onore di incontrare il «macellaio dei Balcani».

Qualche mese dopo la base fu bombardata.

I piloti europei fecero molta attenzione a non danneggiare la casetta di legno che ospitava i suoi uffici e si limitarono a uccidere il povero maiale che stava nella porcilaia.

Ratko, a differenza di Radovan, non è astemio. Mi offrì un vino bianco di qualità piuttosto scadente, ma tutto sommato utile a sopportare un suo lungo discorso sul pericolo genetico causato dall'eccessiva fertilità dei musulmani.

Una foto purtroppo mi ritrae mentre gli stringo la mano.

Tengo questa foto assieme ai documenti più compromettenti della mia vita; l'ho usata una volta sola per convincere un ufficiale della Guardia di Finanza che non ero un millantatore, quando testimoniavo su alcuni crimini economici di un importante politico balcanico. Ma questa è un'altra storia.

Sarajevo

Tra le tante vittime di una guerra c'è, com'è noto, la Verità.

Anche su alcuni episodi accaduti a Sarajevo gravano non poche ombre. Michel Collon, giornalista belga da tempo attivo sulle menzogne di guerra, scrive: «Il 27 maggio 1992 una bomba uccide almeno sedici persone che facevano la coda davanti a una panetteria a Sarajevo; un centinaio i feriti. Subito vengono accusati gli assedianti serbi. Il Consiglio di Sicurezza ONU decreta sanzioni economiche contro quel che rimane della Jugoslavia, ovvero Serbia e Montenegro, accusata di appoggiare i serbi di Bosnia. Un'inchiesta sui responsabili, effettuata in seguito all'ONU, non verrà mai pubblicata. Il giornale britannico "The Independent" spiegò successivamente che "i responsabili delle Nazioni Unite e alti funzionari occidentali ritengono che alcuni dei peggiori massacri a Sarajevo, e anche la strage del pane, siano stati compiuti dai musulmani, difensori della città, e non dagli assedianti, per forzare un intervento militare occidentale". [...] I due attentati che colpirono il mercato di Sarajevo nel febbraio del 1994 e nell'agosto del 1995 si possono far risalire alla stessa strategia. Il primo arrivò giusto in tempo per far fallire il piano di pace proposto dagli europei di fronte all'intransigenza degli USA e del leader musulmano della Bosnia, Alija Izetbegović (la percentuale degli statunitensi favorevoli a un attacco armato contro i serbi passò d'un colpo da un terzo a oltre la metà). Il secondo legittimò i massicci attacchi contro le postazioni serbe intorno a Sarajevo». Aggiungiamo che mesi dopo la prima strage di Markale, 5 febbraio 1994, Yasushi Akashi, delegato speciale ONU per la Bosnia, dichiarò alla Deutsche Presse-Agentur che un rapporto segreto delle Nazioni Unite aveva attribuito da subito ai musulmani la paternità della strage, ma che il segretario generale Boutros-Ghali non ne aveva parlato per ragioni di opportunità politica.

Poco tempo dopo Akashi venne rimosso dall'incarico.

A quei tempi la mia opinione sulla strage di Markale fu che l'attentato l'aveva fatto un serbo cretino o un musulmano intelligente.

Per i serbi fu una sconfitta: da quel momento la reazione internazionale fu del tutto contraria a loro.

Per i musulmani forse fu la salvezza di Sarajevo. Qualche decina di vittime al posto delle migliaia che sarebbero cadute se la città fosse stata conquistata dai serbi.

Srebrenica

Questa città è un coltello piantato nel mio cuore, un buco nero in cui è caduta la mia fiducia nei serbi. Mi domando se mai sapremo la verità su quanto è accaduto a Srebrenica.

La verità ufficiale, quella dei vincitori, è chiara: una cittadina considerata zona intoccabile dall'ONU era stata attaccata dai serbi, che hanno massacrato migliaia di difensori. Sembra che ogni giornalista aggiunga un po' di morti alla cifra totale, e così il numero delle vittime cresce anno per anno come se cinquemila fosse meglio di settemila. Per quanto mi riguarda, anche un morto sarebbe troppo.

Io non ho dubbi che migliaia di cittadini di Srebrenica siano morti in seguito all'attacco serbo, ma ho seri dubbi che gli storiografi ufficiali raccontino la verità.

È possibile che anch'io sia preda del coinvolgimento emotivo che una guerra provoca e finisca per considerare la verità un elemento manipolabile.

Comunque offro a chi mi legge alcune considerazioni.

Innanzitutto è verità storica che, negli anni precedenti la conquista serba, dall'enclave «disarmata» di Srebrenica uscissero periodicamente dei militanti musulmani guidati da Naser Orić – poi condannato dal Tribunale dell'Aja a due anni per non aver impedito l'uccisione di civili – che massacravano i contadini serbi del circondario.

Le vittime serbe furono probabilmente duemila. È stato il «primo» massacro di Srebrenica. Quindi una parte degli abitanti di questa città si era macchiata di orribili delitti e aveva fatto maturare nei serbi un odio profondo, che può in parte spiegare, come scritto dal generale Morillon, il modo in cui si sono comportati.

Caino alimenta la sua sete di vendetta quando piange i suoi morti.

Durante un pranzo a Pale alla presenza di Karadžić e di membri della nomenklatura serba, mi trovai al tavolo con una signora che parlava un buon inglese. Il discorso cadde sulla recente caduta di Srebrenica.

La signora giustificava il massacro e considerava i caduti alla stregua di terroristi. Io cercavo di convincerla che erano eroi caduti per difendere le proprie case. Per mezz'ora ci siamo scontrati sul concetto di terrorista o eroe.

Alla fine la signora mi gelò dicendomi che a suo

marito, serbo di Srebrenica, avevano tagliato la gola per strada. La sua colpa era di essere serbo.

Ogni parte in guerra ha sempre il suo rosario di orrori da snocciolare. Io ne ho ascoltati da tutti e ogni volta mi sono sforzato di capire Caino che può avere anche un volto che non ti aspetti.

Una signora mi ha raccontato di una giovane vedova serba, violentata dagli assassini di suo marito, che era entrata in un camion dove stavano legati decine di prigionieri musulmani e aveva cavato loro gli occhi. Una storia cui fatico a credere, ma se questo è successo davvero, la povera donna impazzita merita più compassione che condanna. Ma come può esserci comprensione per chi ha lasciato che le vittime si trasformassero in carnefici?

È impossibile difendere i generali che commisero o non impedirono questi eccidi. Io mantengo una piccola riserva mentale a favore di Karadžić.

Qualche settimana prima della tragedia di Srebrenica sul «Piccolo» di Trieste il giornalista Silvio Maranzana scrisse un articolo in cui il ruolo di Karadžić pareva fortemente ridimensionato a favore di Mladić.

Secondo Maranzana, Karadžić sarebbe stato quasi prigioniero nella sua residenza e si temeva che fosse ucciso. Sopra Mladić ci sarebbe stato piuttosto Milošević.

Dal momento che l'accusa principale contro Karadžić è basata sul suo ruolo di comandante dell'esercito che ha conquistato Srebrenica, queste notizie uscite in tempi non sospetti lo assolverebbero.

So che Karadžić non ammetterà mai di non essere stato sempre il capo supremo, e per difendere la sua immagine di *capo* è disposto a finire all'ergastolo piuttosto che ammettere una temporanea sospensione del suo ruolo dirigenziale.

Le mie sono argomentazioni deboli, che mi servono forse per reggere l'imbarazzo di aver stretto la mano di persone che il mondo addita a mostri. Io dichiaro che non so, che non giudico.

Non riesco a rassegnarmi alle violenze compiute dai serbi e mi aggrappo ancora oggi all'idea che la follia non abbia travolto tutti. Non i serbi che conoscevo io. No, Caino non può avere la faccia di uno che conosci. Mentre lo penso mi rendo conto da solo di quanto sia assurda questa idea.

Conoscevo il colonnello della cavalleria serba, un integralista cristiano, incapace di nominare Cristo senza farsi il segno della croce, e questo accadeva praticamente in ogni frase. Escludo che l'uomo fosse in grado di mentire quanto citava Cristo a testimone delle sue azioni.

È stato il comandante dei carri che hanno attaccato Srebrenica.

Lui, noto in paese come il «difensore dei musulmani», mi disse che considerava quella guerra una tragedia insensata, si trovava a sparare a dei ragazzi che poco tempo prima avrebbero potuto essere suoi alunni a scuola.

Mi ha raccontato che quando si era trovato davanti alla linea musulmana, aveva fermato i carri e col megafono aveva chiesto ai difensori di arrendersi: Srebrenica era stata data ai serbi dall'ONU in cambio di concessioni territoriali a ovest. Non ci sono prove scritte di questa ipotesi, ma certo l'ONU aveva ritirato le sue truppe da Srebrenica e lo stesso Orić con i suoi combattenti aveva lasciata indifesa la città. Quindi coloro che avevano scatenato la rabbia dei serbi non subirono alcun danno dall'attacco.

Il colonnello continuò a ripetere l'invito alla resa finché non gli spararono addosso e un soldato musulmano si alzò dalla trincea gridando: «Allah Akhbar», sparandosi alla tempia.

Rinunciò alla trattativa e ligio agli ordini prese Srebrenica annientando i difensori. Con la mano che vorticava nel fare continui segni della croce con tre dita unite, mi giurò che davanti a lui nessuno era morto senza un'arma in mano. I difensori di Srebrenica morirono da eroi, senza sapere che il loro stesso governo li aveva abbandonati.

Fa differenza essere morti in una «regolare» battaglia o trucidati inermi?

Ancora adesso, nel XXI secolo, ci ostiniamo a pensare che ci siano una guerra pulita e una guerra sporca. Ci ostiniamo a pensare che Caino, se non buono, possa essere almeno «corretto». Niente di più falso. Niente di più stupido.

Qualche giorno dopo la tragedia di Srebrenica, io percorrevo la solita strada da Belgrado verso Pale, per proseguire poi verso Banja Luka dove dovevo incontrare la responsabile dell'Emato-Oncologia Pediatrica. A lei ho portato anni dopo un separatore cellulare necessario per prelevare concentrati piastrinici per i bambini leucemici. A Banja Luka da Sarajevo mi portarono i Carabinieri, che grazie ai loro mezzi mi avevano evitato le lungaggini doganali.

Accanto avevo l'ex pope di Trieste, Ilija Ivić, buon

amico, casinista di professione, nazionalista convinto ma non sanguinario.

Ilija credeva fortemente nella Grande Serbia, ma aveva nel contempo un orrore estremo per il sangue e per le armi. Abbiamo viaggiato insieme per molti chilometri in quegli anni. È stato un buon compagno di viaggio e di avventure. Una notte fummo ospitati in un albergo, prendendo temporaneamente il posto di un paio di impiegati delle Poste. Questi avevano lasciato nella stanza alcuni effetti personali tra cui un kalashnikov, che mi divertii a smontare.

Ilija, disteso a letto, vide al di là dei suoi piedi un barattolo verde appoggiato su un tavolino.

Domandò assetato: «Aranciata?».

Io distrattamente risposi: «Granata».

Credo che il poverino non abbia chiuso occhio per tutta la notte.

Stavo proprio ricordando quell'episodio mentre guidavo verso Pale, chiacchieravo e nonostante la situazione ero rilassato.

A un certo punto Ilija, con un sussurro, mi ha chiesto di tacere e si è accasciato con la testa sul cruscotto del mio Ducato.

È rimasto così per un paio di minuti. Poi ha fatto un lungo sospiro e ha cominciato a raccontare con un filo di voce: il giorno dopo l'attacco a Srebrenica, probabilmente il 12 luglio, lui aveva percorso lo stesso punto tra Bratunac e Konjević Polje, e si era trovato tra due eserciti contrapposti.

I serbi chiedevano ai musulmani di arrendersi, quelli rispondevano: «*Jebenti* (Fottiti)». La battaglia si accese un attimo dopo che Ilija era riuscito a passare.

Adesso se ne stava lì con la testa sul cruscotto. Mi chiedevo a che cosa stesse pensando. Alla morte che l'aveva sfiorato o agli uomini che erano morti in quella battaglia. Ilija riteneva che il numero delle vittime musulmane fosse stato altissimo, forse un migliaio dei musulmani scomparsi dopo la caduta di Srebrenica sono morti combattendo mentre cercavano di rompere l'accerchiamento serbo, per cercare di raggiungere Tuzla.

Abbiamo proseguito il viaggio in silenzio. Una cosa strana per noi. Di solito avevamo discussioni infinite. Soprattutto sulla eventualità che Zara fosse conquistata dai serbi.

Si sarebbe spaccata in due la Croazia. Più volte dei serbi mi hanno detto: «Zara è nostra, Fiume è vostra!».

E ho più di un sospetto che qualche politico italiano di estrema destra sia andato a Belgrado per discutere della possibilità di far entrare in Istria truppe italiane per proteggere «temporaneamente» la comunità italiana. La scusa sarebbero stati attentati contro italiani (uno ce n'è stato) prodotti ad arte.

Insomma, la possibilità che l'Italia fosse coinvolta nella tragedia jugoslava è stata concreta.

Ci trovammo a discutere della conquista di Zara anche durante una visita in un ospedale. Davanti al letto di un bambino ferito gravemente dissi a Ilija che la conquista della città sarebbe costata diecimila vittime come quella.

Ilija ammise che Zara non andava conquistata.

Problemi anche a Trieste

Chi aveva cercato di rapirmi in Bosnia ha pensato, a torto, che io fossi una spia italiana. Quando mi salvai per un pelo, il mio comportamento cambiò un poco. Certamente si è ridotta la mia fiducia fanciullesca nella bontà umana, e mi si è rafforzata l'idea che, quando un cittadino italiano viene a conoscenza di crimini o di attività contrarie al nostro interesse nazionale, sia suo dovere comunicarlo alle autorità.

La mia vendetta contro gli integralisti bosniaci arrivò il giorno in cui un alto ufficiale dei servizi di sicurezza serbo-bosniaci mi chiese di curare suo figlio, e per ringraziarmi mi fornì una lunga lista di integralisti stranieri arrivati in Bosnia per la Jihad. Nella penombra di un bar di Banja Luka, su alcuni foglietti gialli scrissi sotto dettatura una lunga lista di nomi e indirizzi.

Mi sono affrettato a passare la lista a un amico ex carabiniere, che a sua volta la passò a suoi ex colleghi dei Servizi. Che l'hanno cestinata.

Tempo dopo venni a sapere che i guerriglieri dell'UCK kosovaro venivano addestrati col beneplacito della NATO in campi di addestramento in Bosnia, dai jihadisti di cui mi aveva parlato l'ufficiale serbo-bosniaco.

Di fatto, avevo consegnato alla NATO la lista dei suoi stessi campi di addestramento in Bosnia. Ovvio che non fossero interessati.

Ottenni un maggior gradimento quando consegnai al GICO della Finanza documenti che provavano il coinvolgimento del governo montenegrino nel traffico di sigarette con l'Italia.

La somma che ci è costata quel contrabbando corrispondeva a quanto stanziato per entrare in Europa ai tempi di Prodi, circa 2.000 miliardi di lire.

Un capitano della Finanza decise che ero attendibile quale informatore e mi affidò alla DDA di Bari, dove mi trovai nella curiosa situazione di spiegare come funzionava una gigantesca operazione di riciclaggio: acquisto di titoli «tossici» immobiliari austriaci, richiesta di un prestito utilizzando come garanzia questi crediti difficilmente esigibili da una banca se non compiacente, pagamento delle rate del prestito con i soldi delle sigarette.

Io, che non sono capace neanche di stilare la mia dichiarazione dei redditi, mi sentii molto fuori posto a discutere di queste cose col procuratore della DDA di Bari, Giuseppe Scelsi, e con due agenti della DIA.

Tra i documenti in mio possesso c'era anche quello che provava il trasferimento su un conto cifrato in Svizzera di 10 milioni di dollari dagli USA al presidente Djukanović, proprio mentre Podgorica veniva bombardata dagli aerei americani. La motivazione era il sostegno ai pensionati montenegrini.

Fausto Biloslavo ottenne dall'USAID la documentazione di questo versamento: gli americani, si sa, possono assassinare un capo di Stato straniero, ma non possono mentire su documenti ufficiali.

Feci anche la cattiveria di far pubblicare sul giornale «Glas» di Banja Luka un articolo in cui raccomandavo ai pensionati di andare in Svizzera a riscuotere quanto era stato loro donato, e ci misi anche il numero del conto segreto. Per il giornale fu un grande successo: tutte le copie furono acquistate dal governo montenegrino.

Le mie attività in Jugoslavia non erano gradite a tutti. Alla DIGOS triestina arrivarono segnalazioni: qualcuno voleva uccidermi.

Non ne capivo i motivi, ma so che la DIGOS li prese sul serio e mise sotto casa mia alcuni agenti per qualche mese. Mi suggerì quindi di prendere il porto d'armi.

Il senso del ridicolo mi impediva di girare abitualmente armato.

Tenevo però la pistola in tasca la volta che presi a calci la porta di una delle stanze della casa di accoglienza della Fondazione Luchetta, in cui un musulmano, già noto per atti di violenza fisica su moglie e figli, si stava scopando una giovane prostituta serba che era assistita nella speranza di redimerla.

Gridavo: «Mustafà, vieni fuori che ti rompo il culo».

Non aprì la porta, ma spero di avergli rovinato l'erezione.

Mi sono trovato altre volte a intervenire di notte in difesa di donne straniere maltrattate dai loro compagni. Non mi è mai servito estrarre la pistola, che avrei usato comunque solo come oggetto contundente in caso di necessità.

Mi sono comprato per queste occasioni uno sfollagente retrattile di ferro, che ho tenuto nella cintura la notte in cui sono accorso da una signora rifugiatasi in sottoveste nell'appartamento di mio figlio.

Piangendo accusava il marito di essere un violento.

Io tremante ho bussato alla porta del nerboruto, e mi sono trovato faccia a faccia con una specie di Hulk palestrato. Aveva dei muscoli impressionanti e rimpiansi di aver lasciato a casa la pistola tenendomi solo il manganello.

L'uomo non sembrava tanto violento, almeno con me. Mi offrì da bere e mi assicurò che non avrebbe torto un capello a sua moglie. La signora acconsentì a rientrare in casa.

Uscendo, mi trovai di fronte a due poliziotti che erano accorsi dopo una chiamata dei vicini.

Purtroppo avevo infilato lo sfollagente con la punta verso il basso e così la sbarra telescopica si allungò dentro ai pantaloni fino ad arrivarmi al ginocchio.

Dal momento che la legge permette di girare armati di pistola (se autorizzati) ma non di manganello, cercai di evitare di mostrare cosa avevo nei pantaloni. Rassicurai i poliziotti che tutto andava bene, e che la baruffa famigliare si era risolta, e mi allontanai zoppicando con una gamba rigida. Forse hanno pensato che avessi una gamba di legno...

La Fondazione Luchetta, o meglio mia moglie Ariella, custodì segretamente nella «casa di accoglienza» in via Valussi a Trieste un'adolescente serba, rapita, portata prima in Slovenia dove era stata violentata e quindi venduta a un gruppo con base in Veneto. La realtà qualche volta è più cruda della sceneggiatura di qualsiasi film.

La ragazza era stata ripetutamente violentata e maltrattata in modo da convincerla a prostituirsi, ma lei aveva resistito. La nostra Polizia intercettò una telefonata nella quale i rapitori affermavano che «era una gatta selvaggia e andava eliminata» (evviva le intercettazioni telefoniche!) e piombò sul nascondiglio liberandola.

Rimase da noi qualche tempo in modo da poter testimoniare contro i suoi aguzzini e quindi essere riportata a casa in sicurezza. L'avere un'ospite simile giustificava la detenzione di un'arma da fuoco.

In ogni caso la mia autostima riuscì a toccare il fondo un giorno in cui, dopo quarantott'ore di permanenza in ospedale e con un sonno della madonna, mi trovai in piazza Unità con in tasca una Beretta calibro 25, pistola microscopica da signora.

Davanti a qualche decina di persone, mi squillò il telefono. Estrassi dalla tasca la pistola e portandola all'orecchio dissi: «Pronto». Non ho mai desiderato di scavarmi una fossa sotto i piedi più di quel giorno.

Ci sono ricordi di quegli anni che non posso richiamare alla mente senza sentirmi straziato.

Alberto Russignan, un consigliere comunale di Trieste, mi chiese aiuto per far rimpatriare una ragazza croata affetta da tumore in fase terminale. La ragazza era venuta in Italia, in Veneto, da Banja Luka per farsi curare.

Quando le terapie si dimostrarono inefficaci, la ragazza chiese di poter morire tra le braccia della madre.

Il problema era che in quei giorni la guerra stava andando male per i serbi.

Con l'operazione Tempesta, scattata il 4 agosto 1995, i croati, con l'aiuto neanche tanto segreto della NATO, si stavano riprendendo i territori perduti nella cosiddetta Krajina serba e si stavano avvicinando pericolosamente a Banja Luka.

Colonne di profughi serbi scappavano per salvarsi la vita.

Un amico addentro nella politica serba mi disse che Mladić aveva deciso la ritirata del suo esercito da territori ormai indifendibili.

Dal momento che ai serbi era stato detto fino all'ultimo momento che stavano vincendo, qualunque ufficiale avesse osato ordinare di ritirarsi sarebbe stato considerato un traditore e ucciso dai suoi stessi soldati.

L'idea orribile ma efficace di Mladić sarebbe stata quella di sostituire gli alti ufficiali al fronte con altri di suo gradimento e di togliere alle truppe l'appoggio dell'artiglieria. Così i soldati serbi, sotto il fuoco nemico, avrebbero avuto la chiara evidenza che resistendo si sarebbero fatti ammazzare. E in effetti si ritirarono con perdite limitate, e i croati poterono avanzare.

Mi rimane il dubbio che gli eventi di quei giorni, che portarono alla fine della guerra e alla pace di Dayton, siano stati tutti decisi a tavolino anche fuori dalla Jugoslavia. Per quanto ho capito allora i serbi pensavano che la perdita dei territori a ovest dovesse essere, secondo accordi segreti, compensata con la conquista di Srebrenica. Nessuno avvisò di questo i serbi della Krajina, che persero le case in cui abitavano da generazioni, né gli abitanti musulmani di Srebrenica che si sacrificarono cercando di difendere la loro città.

I profughi incattiviti sciamavano verso est e bruciarono almeno due chiese cattoliche. Io stesso alla televisione di Pale dissi che l'incendio di una chiesa poteva essere un incidente sfuggito al controllo della polizia, ma che due erano troppi per pensare a eventi incontrollati.

In quel clima avvelenato per riportare a casa la ragazza morente noi avremmo dovuto viaggiare verso ovest da Belgrado incrociando le colonne dei profughi, che avrebbero potuto essere aggressivi con una croata.

Organizzai il suo ritorno assieme ai miei colleghi di Belgrado.

La ragazza fu portata in aereo a Belgrado presso l'Ospedale «Madre e Bambino» e tenuta nascosta di notte in reparto.

La disponibilità dei miei colleghi serbi a curare pazienti di qualsiasi etnia mi era ben nota. La mattina dopo un'ambulanza portava la ragazza nella Repubblica Serba di Bosnia. Io precedevo l'ambulanza di una decina di chilometri e mi fermavo ai posti di polizia per avvertire che la ragazza doveva passare a ogni costo.

Lei tenne la vita tra i denti per tutto il viaggio.

Arrivò a Banja Luka e morì poco dopo tra le braccia della madre.

Alberto e gli amici veneti si congratularono con me per questo successo.

I serbi mi diedero un'onorificenza per aver dato di loro un'immagine di «serbi brava gente».

Non riesco ancora a ricordare questo evento con gli occhi asciutti.

I bombardamenti della NATO

Nel 1999 ero a cena in un ristorante di Amburgo, dove mi trovavo per il convegno annuale del gruppo europeo dei trapiantatori.

La cena, tipo *nouvelle cuisine*, era pessima e la fame insoluta.

Mi telefonò mia moglie per dirmi che erano cominciati i bombardamenti su Belgrado. Piansi. Un collega pensò che fosse per colpa della cena.

Lasciai il ristorante e decisi di tornare in albergo a piedi, passando per una zona portuale. L'umore era nero e immaginavo i miei pazienti serbi sotto le bombe «intelligenti» della NATO.

Badai poco a una ragazza che mi offriva le sue grazie, finché questa spazientita si piantò davanti a me cercando di convincermi della bontà dell'offerta. A posteriori le fui grato per avermi staccato almeno per qualche attimo dai miei pensieri. Ebbi la cattiva idea di richiamare mia moglie, chiedendole soltanto: «Amore, secondo te ho la faccia da puttaniere?».

Lei rispose solo: «Sì», e riattaccò.

Pochi giorni dopo una famiglia kosovara residente a Trieste mi chiamò per chiedermi aiuto per una decina di bambini albanesi bloccati con le loro famiglie in un paesino del Kosovo. Avrei potuto entrarci passando per la Serbia.

Dopo una settimana ero già in viaggio per Belgrado.

Non era facile per un europeo entrare in Serbia in quei giorni.

Dopo un tentativo fallito al confine tra Croazia e Serbia, decisi di entrare in Bosnia, dove mi feci aiutare dal mio amico Ilija, già pope ortodosso a Trieste.

Al confine tra Bosnia e Serbia mi presentò come suo sacrestano e ostentando saluti cetnici (con tre dita) entrammo in Serbia.

A Belgrado passai una notte all'Hotel Slavija, cullato dagli scoppi delle bombe e dal tartagliare della contraerea.

Non avevo paura, ma la tristezza mi opprimeva e il sonno non veniva.

Dalla finestra dell'albergo si vedeva il McDonald's della piazza, con simboli patriottici serbi, che evidentemente servivano a evitare rappresaglie popolari contro un simbolo USA. Ricordo il vecchio detto: «Dietro ogni McDonald's c'è un McDonnell Douglas». Patatine e bombe, insomma.

La mattina dopo ero all'Ospedale «Madre e Bambino» dalla mia amica Dragana, responsabile del Centro Trapianti di Midollo. Dragana è la mia migliore amica, come il miglior amico è Abdul Majeed a Baghdad. Con entrambi il rapporto si è consolidato tra schizzi di midollo e scoppi di granate.

Altri supposti «migliori amici» mi hanno tradito.

Ebbi l'occasione di vedere al di là del vetro i bambini trapiantati col mio metodo degenti nel Centro Trapianti. Per me erano miei pazienti, visto che mi tenevo in contatto «on-line» con Dragana quasi quotidianamente. Vedere le loro facce pallide aveva un effetto che nessuna e-mail può riprodurre.

Saputo che volevo raggiungere il Kosovo, Dragana mi costrinse ad andare a parlare col professor Banicevic, direttore generale dell'ospedale e politico influente.

Ho invidiato i serbi per il fatto di avere, a differenza di noi, direttori ospedalieri con le palle.

Banicevic, quando seppe della mia intenzione, cercò dapprima di sconsigliarmi («Marino, these are cruel times»), poi, intesa la mia irrevocabile determinazione («Che qualcuno provi a fermarmi»), mi supplicò di aspettare ancora una notte, mentre lui avrebbe cercato di trovare una soluzione che evitasse un mio arresto durante il viaggio e una situazione imbarazzante per il suo governo.

I serbi mi avevano usato per la loro propaganda perché ero stato al loro fianco, curando i loro bambini durante tutta la crisi. Ero il medico famoso (avevano ingigantito opportunamente la mia fama) che solidarizzava con il popolo serbo, non lo discriminava come facevano gli altri europei.

Molti mi riconoscevano per avermi visto in tivù e mi salutavano per strada come fossi un eroe. Una volta in Voivodina un poliziotto mi fermò per eccesso di velocità; io gli chiesi se guardava la tivù. Lui rispose di no e allora dovetti pagare 50 marchi, ma di solito la cosa funzionava.

La mattina dopo Banicevic mi portò in una stazione di polizia e mi presentò un poliziotto. Questi aveva la mamma ammalata di diabete che abitava al confine kosovaro.

In cambio di alcune fiale di insulina e di un passaggio in macchina, mi avrebbe garantito la sicurezza durante il viaggio.

A ogni posto di blocco tirava fuori la targa della sua macchina di servizio e la mostrava ai suoi colleghi. Era un sistema che la polizia utilizzava per non farsi impallinare dagli aerei NATO.

Arrivai così sano e salvo in Kosovo, primo europeo occidentale a entrarvi durante i bombardamenti.

C'ero già stato un mese prima, quando la guerra era alle porte.

Fatmir, un albanese residente a Trieste, mi aveva chiesto di aiutare la sua famiglia isolata sulla montagna vicino a Lipjan.

Una granata serba aveva strappato le gambe a sua sorella; lui divideva la sua riprovazione tra i serbi che avevano lanciato quella granata e gli albanesi che si erano messi a sparare proprio davanti alla sua casa.

La famiglia allargata comprendeva dieci bambini, che pareva soffrissero la fame.

Io avevo approfittato allora della possibilità di accompagnare vicino al confine col Kosovo il metropolita Jovan, massima autorità religiosa serba.

Facendogli da autista potei riempire la macchina di un sacco di materiale utile al sostentamento della famiglia, incluso addirittura un generatore di corrente.

Il metropolita, raffigurazione concreta di San Nicolò, sedeva vicino a me con il pastorale davanti al cruscotto.

Perfino i doganieri croati rimanevano impressionati davanti a quella figura carismatica. Quindi la mia macchina non fu perquisita.

Seguii il metropolita in una lunghissima funzione religiosa a Pirot. Ero a stomaco vuoto. Dopo due ore, assediato dalla fame, mi misi in fila per la Comunione somministrata secondo il rito serbo con veri pezzi di pane. Credo di aver ripetuto il giro due volte. Mi rendo conto che ho commesso probabilmente un sacrilegio, e mi scuso, ma la fame è fame.

Lasciato il metropolita a Pirot, vicino al confine bulgaro, proseguii da solo verso il confine col Kosovo.

Mi trovai di notte tra le montagne, durante una tempesta memorabile.

Incerto sulla strada da percorrere, col dubbio di aver fatto una grossa stupidaggine, ebbi veramente paura.

Fermo su una collina, tra lampi e scrosci di pioggia, provai a telefonare agli albanesi per avere informazioni, poi perfino a mia moglie. Ero vicino a succhiarmi il dito tremante.

Nessuno mi rispose e, ripreso coraggio, giurai a me

stesso che non avrei avuto mai più paura, né chiesto aiuto.

Debbo dire che è vero; da allora non credo di aver avuto più paura, almeno per me stesso.

Misi in moto la macchina e poco dopo alla periferia del paesino di Mardare, illuminato da un lampo, vidi un motel.

L'atrio era pieno di camionisti, il portiere non aveva l'aria cordiale e mi disse che tutte le stanze erano occupate. Misi una banconota dentro al cappello, che appoggiai sul banco. Poco dopo dormivo soddisfatto in una stanza del motel.

La mattina successiva, col sole, entravo trionfante a Pristina.

Il traffico era caotico, non si vedevano poliziotti, perlomeno non in divisa.

Riuscii a trovare la nostra ambasciata dove mi presentarono Ajsha, una bella albanese che mi avrebbe accompagnato a Lipjan.

Ajsha era albanese, ma parlava bene il serbo e aveva rapporti cordiali con la polizia di Lipjan. Oggi vive a Trieste, felicemente sposata, e porta suo figlio nella stessa scuola dove porto il mio piccolo albanese preferito.

I poliziotti serbi ci accompagnarono fino a una linea immaginaria ma ben nota a tutti, che divideva la zona controllata dai serbi da quella controllata dall'UCK.

Non ebbero alcun problema a lasciarmi passare dall'altra parte con materiale strategico, come un generatore di corrente.

Dall'altra parte uomini armati in divisa nera (regalo dei tedeschi, a quanto mi hanno detto) ci fermarono con l'aria non cordiale.

Ajsha garantì per me, forse le devo la vita, e potemmo passare.

I bambini albanesi sono bellissimi, uno oggi è praticamente diventato mio figlio (giusta punizione del mio nazionalismo filoserbo), e ci accolsero festanti dopo aver visto le merendine che portavamo.

Sono passati più di dieci anni; mi domando se quei pinocchietti affettuosi siano diventati studenti volonterosi, oppure truci esponenti dell'UCK, contrabbandieri di droga e organi umani.

La piccola comunità poté installare il generatore, che per la prima volta illuminò oltre che la casa anche parte delle stradine limitrofe.

Quando lasciai i miei nuovi amici, ormai membro della loro famiglia, incontrai di nuovo i guerriglieri dell'UCK.

Per fortuna avevo già la marcia innestata con la frizione abbassata, quando in un momento di confusione etnica li salutai col segno cetnico delle tre dita aperte. Quando presero in mano le armi ero già lontano.

I ricordi si affastellano e si chiamano l'un altro. Torniamo alla missione per i bambini albanesi. Durante i bombardamenti della NATO le strade erano praticamente deserte.

Molte case coloniche erano abbandonate e nei campi pascolavano vitelli molto magri, altri giacevano senza vita tra l'erba.

C'è chi pensa che chi soffre per un animale non soffra abbastanza per gli umani. Io credo invece che la disponibilità a soffrire per qualcun altro non sia calmierabile.

Le sofferenze di serbi e albanesi sono state certamente atroci; non per questo dobbiamo dimenticare che durante una guerra gli animali da compagnia vengono spesso abbandonati da padroni in fuga o deceduti. Chi scappa con un carretto pieno di masserizie e i figli in braccio può trovarsi nella situazione di fare scelte dolorose nei confronti di cani e gatti.

Chi è stato a scrivere che l'anello di congiunzione tra animali ed esseri umani esiste davvero, e siamo noi?

Viaggiavamo sulla strada verso il Sud dove erano evidenti i segni dei bombardamenti.

In verità solo una caserma appariva distrutta, la maggior parte dei danni le avevano subite le costruzioni civili e industriali.

Ricordiamo, a eterna vergogna dell'Europa premio Nobel per la Pace, il bombardamento della raffineria di Pančevo, un complesso industriale delle dimensioni di quello di Marghera.

I vapori di idrocarburi policiclici che si sono liberati da quegli impianti hanno avvelenato aria e acqua per decenni. Una piccola Chernobyl.

Per scendere in Kosovo si passa per la città martire di Kragujevac.

Martire ieri e oggi. Nel 1944 i tedeschi fucilarono gli alunni di un'intera scuola; oggi migliaia di lavoratori della Zastava non possono che guardare le macerie della loro fabbrica bombardata.

Ora la Fiat ha iniziato la produzione delle sue automobili a Kragujevac, dove prima della guerra venivano costruite le Zastava. Non riesco a non pensare che i «bombardamenti selettivi» sono stati una manna per molte multinazionali.

Oggi a Kragujevac opera un'organizzazione con cui collaboro marginalmente: Non Bombe ma solo

Caramelle. La dirige a Trieste un mio amico, il professor Gilberto Vlaic, che col mio furgone va a Kragujevac a portare farmaci e altro materiale, ma soprattutto sovrintende alla ricostruzione di edifici per uso pubblico, come scuole e palestre.

Non ho visto un solo carro armato distrutto lungo la strada verso Pristina.

In città i danni peggiori li aveva subiti il «centro turco», la parte vecchia della quale non era rimasta pietra su pietra.

Il bersaglio delle bombe intelligenti era stato in realtà l'ufficio postale lì vicino.

In ospedale tre donne, una turca, una albanese e una serba, distese in letti vicini, erano concordi nel puntare il dito accusatore verso il cielo, dicendo: «NATO».

C'erano molti bambini ricoverati e non tutti con quattro arti.

Il 90 per cento era albanese. Il fatto che il 90 per cento della popolazione del Kosovo fosse allora albanese spiega il dato statistico delle vittime, indiscriminatamente colpite dai nostri aerei.

Un altro sito strategico preso di mira era il cimitero serbo; tra le tombe distrutte i corpi erano usciti dalle fosse. Ricordo tra le zolle e le lapidi i capelli biondi di una donna.

Al ritorno a Trieste cercai di parlare al telegiornale regionale di quanto avevo visto. Il giornalista, mio amico, mi disse sommessamente che non poteva permettermi di dire tutto quello che volevo. La RAI doveva sostenere l'impegno bellico dell'Italia, anche se al governo non c'era ancora Berlusconi.

Ci mettemmo d'accordo sul tema dell'impegno dei

medici serbi nelle cure delle vittime albanesi. Fu il massimo che potei ottenere.

Lasciata Pristina ci dirigemmo ancora più a sud, nel tentativo di raggiungere i miei bambini.

Sulla strada per Lipjan un fungo rosso di fuoco si alzò qualche decina di metri davanti a noi, al posto di un distributore di benzina.

Mi fermai ad ammirare lo spettacolo, e solo dopo qualche secondo sentii il ronzio dell'aereo che aveva lanciato il missile.

Dal ciglio del fosso vicino alcune paia d'occhi mi fissavano.

Mi resi conto che ero rimasto l'unico cretino ad ammirare i fuochi d'artificio e che rischiavo di diventare un pollo arrosto. Mi precipitati fuori dalla macchina più per vergogna che per paura. Nel saltare nel fosso mi feci male a un piede, e ancora mi duole quando cambia il tempo.

A Lipjan fummo accolti nella locale stazione di polizia, il mio amico poliziotto garantiva per me.

Mentre mi offrivano una rakija, mi permisi di chiedere se quell'edificio non fosse un potenziale obiettivo della NATO.

Un giovane poliziotto intervenne col petto in fuori esclamando: «Svi mismo meta», lo slogan di quei giorni: «Tutti siamo bersagli».

Il comandante della stazione, guardando pensieroso in alto, disse che tutto sommato avremmo potuto bere anche fuori per godere del fresco dell'aria aperta.

Così ci mettemmo dall'altra parte della strada, a sorseggiare la rakija, con gli sguardi che ogni tanto guardavano il cielo cercando un potenziale assassino.

Il comandante, cortesissimo, mi spiegò che conosceva bene la famiglia albanese che mi stava tanto a cuore, ma che si trovava in una zona controllata dall'UCK, in cui loro non potevano entrare senza gravi perdite. Mi garantì che se si fosse trovato nella condizione di incontrare la famiglia, l'avrebbe protetta personalmente. Non ottenni altro e ripresi la strada del ritorno. Ancora oggi mi chiedo se ho fatto tutto quello che potevo.

Tornato a Trieste, in ospedale incontrai Christine, una dottoressa americana nostra ospite.

Le saltai a piè pari su un piede gridando: «Vendetta!».

La poverina zoppicando mi stupì affermando che magari l'aereo che mi aveva causato la storta al piede non era americano ma italiano.

Le risposi offeso che gli aerei italiani facevano solo un servizio di difesa dello spazio aereo sopra lo Ionio; l'aveva promesso il presidente D'Alema.

Seppi un anno dopo che D'Alema si era vantato di aver fatto sganciare sulla Jugoslavia un tonnellaggio di bombe inferiore solo a quello degli americani e degli inglesi. Il Parlamento italiano non aveva autorizzato un intervento aggressivo sulla Jugoslavia e qualcuno ha accusato poi D'Alema per aver usato i nostri aerei senza autorizzazione del Parlamento, ma le accuse non hanno avuto seguito.

Anche Berlusconi ha mandato truppe all'estero, ma almeno ha avuto il buon gusto di chiedere prima il permesso al Parlamento.

Il passato ritorna

Dopo quasi vent'anni e altre guerre non mi sarei aspettato che le mie avventure nell'ex Jugoslavia dovessero riapparire in forma diversa da un capitolo delle mie memorie.

Invece quel periodo della mia vita è ritornato nel 2013 sotto forma di un invito perentorio da parte del TPI, il Tribunale dell'Aja, per i crimini di guerra nell'ex Jugoslavia. Come per un qualsiasi tribunale, un invito a comparire quale testimone non può essere oggetto di discussione.

In un momento in cui le mie ghiandole endocrine pari e dispari erano sottoposte a stress contemporanei per il divieto di curare con staminali da parte di un giudice, l'imposizione a curare con staminali da parte di altri giudici, le telefonate quotidiane di centinaia di famiglie di pazienti in pericolo di vita, una candidatura improbabile ma comunque impegnativa per le elezioni al Senato, l'idea di andare all'Aja per testimoniare su quanto ho fatto a Bihać ha rischiato di compromettere il mio già incerto equilibrio psichico.

A un paio di giorni dalle elezioni la possibilità di apparire sui giornali come un amico di criminali di guerra non entusiasmava me e nemmeno il povero segretario di Rifondazione Comunista, Paolo Ferrero, già messo sotto pressione per aver voluto candidare un indagato per «associazione a delinquere finalizzata all'utilizzo di farmaci pericolosi per la salute».

Ebbi il coraggio di parlargliene in Sicilia, dopo una conferenza elettorale, solo quando ritenni che avesse bevuto abbastanza a cena.

In effetti, non aveva bevuto molto e la sua reazione fu come sempre affettuosa ma sospirosa. Provò senza speranza a suggerirmi di darmi malato; ma per chi sostiene la legalità, l'obbedienza agli ordini di un giudice non poteva essere negoziabile.

Così salii sulla scaletta dell'aereo che mi portava in Olanda come su un patibolo. Non ebbi nemmeno il coraggio di dire a mia moglie dove stavo andando, consapevole di cosa avrebbe potuto costarle anche solo ricordare i giorni in cui uscivo di casa con la scorta e una pistola alla cintura.

In realtà, più che la pietà per lei, a muovermi era la paura della sua reazione a questo ennesimo tentativo di mettermi nei guai.

All'aeroporto di Amsterdam ebbi immediatamente l'evidenza della cortesia con cui il Tribunale tratta i suoi testimoni; già dentro al *gate* di arrivo un signore mi attendeva tenendo un cartello con la scritta «5050», il mio codice segreto.

Un'auto mi portò al Crowne Plaza, albergo ad almeno quattro stelle nel centro dell'Aja. Qui un altro funzionario sorridente mi accolse per spiegarmi cosa dovevo aspettarmi.

Tra le varie carte mi consegnò anche una busta contenente 280 euro, più qualche monetina, per le spese di viaggio e soggiorno non comprese nel conto dell'albergo e del volo aereo. Provai debolmente a rifiutare quello che mi sembrava immotivato, poi intascai i soldi.

In serata arrivava in albergo la dottoressa Iodice, la *prosecutor*, vale a dire il pubblico ministero che sosteneva l'accusa contro Karadžić. La signora poteva essere mia figlia (Chiara è più bella) ed era molto seria.

Era italiana, ma parlammo solo in inglese per permettere a un suo collaboratore neozelandese di capire ogni parola che dicevamo. Le riassunsi la storia della missione a Bihać e la collaborazione offertami da Karadžić per la sua buona riuscita.

Provai anche a dirle che Karadžić stesso mi aveva chiesto, attraverso i suoi avvocati (Robertson e Boninsegna), di non citare il fatto che, per quanto avevo letto anche sul «Piccolo» di Trieste una settimana prima della tragedia di Srebrenica, non controllasse più il suo esercito, guidato da Mladić, a sua volta controllato da Milošević.

Karadžić preferiva essere considerato responsabile di quanto è successo a Srebrenica, pur di non essere ricordato come un pupazzo nelle mani di altri. Evidentemente preferisce essere ricordato come il vero leader dei serbi, a costo di pagare per le colpe altrui.

Per l'orrore di quanto è successo in Jugoslavia devono pagare solo i serbi, non Izetbegović, non Tudjman (pace alle anime), non Gotovina, non Thaçi, non Orić, non...

La dottoressa Iodice chiederà l'ergastolo per Karadžić, ma tratta davvero con estrema professionalità e cortesia i testimoni. Mi raccomandò solo di non citare queste ipotesi, in quanto non rilevanti per la mia deposizione, di riferire fatti e non opinioni.

La mattina dopo un altro autista mi portò alla sede del Tribunale.

Fui fatto accompagnare in una stanzetta con divano e frigobar pieno di generi di conforto.

Una gentile signora mi spiegò come avrei dovuto deporre, e in particolare che un testimone aveva il diritto di chiedere un'interruzione della sua deposizione per qualsiasi bisogno corporale, anche senza dare un motivo. Evidentemente il Tribunale è abituato a deposizioni di persone estremamente fragili e io ho goduto di privilegi di cui non avrei avuto bisogno.

Sospetto che mi abbia chiuso a chiave nella mia stanza perché mi diede un numero di telefono da chiamare in caso avessi bisogno di andare in bagno. Non tentai di aprire la porta.

Poco dopo quella che sembrava una suora venne a prendermi e mi portò nella sala del Tribunale. Qui tutti indossavano un lungo camicione nero, inclusa la dottoressa Iodice.

Karadžić e l'avvocato Robertson ruppero la solennità dell'ambiente salutandomi con calore da debita distanza. Karadžić si congratulò ad alta voce per il mio aspetto giovanile.

Io mi limitai a dire soltanto «cellule staminali», per non irritare la severa dottoressa Iodice.

Rivedere Karadžić dopo tanti anni è stata un'emozione.

Lo avevo visto l'ultima volta a Pale quando era il duce di un popolo bellicoso e scherzando gli avevo promesso, incredibilmente profetico: «Quale ringraziamento per il tuo aiuto verrò a testimoniare in tuo favore quando sarai all'Aja».

Il mio cromosoma siciliano considera inevitabile, per quanto pericoloso, onorare la parola data.

Pareva più vecchio e stanco, ma ancora battagliero. Ebbi compassione per un uomo ridotto in quello stato.

Un addetto mi fece accomodare al tavolo dei testimoni e mi spiegò l'uso delle cuffie e dei due schermi che avevo davanti. Quello a sinistra avrebbe mostrato in diretta tutte le parole dette da me e dagli altri, quello di destra i documenti che mi sarebbero stati sottoposti.

Delle lingue disponibili con traduzione diretta (inglese, francese, serbo-croato) scelsi l'inglese.

L'aria della sala divenne solenne con l'ingresso dei tre giudici del Tribunale. Vestivano di rosso ed erano etnicamente policromi: un europeo, un asiatico, un africano.

Le prime domande mi furono poste dallo stesso Karadžić in serbo, tradotto in inglese. Evidentemente gestiva da solo il suo processo.

Mi chiese se confermavo una mia pregressa dichiarazione in cui ricordavo il suo aiuto per la missione di soccorso a Bihać. Confermai.

Sullo schermo di destra apparve il documento con cui nel 1994 mi autorizzava ad attraversare le linee serbe con bambini di qualsiasi nazionalità e religione. Ne confermai anche l'autenticità.

La dottoressa Iodice tirò fuori un documento in cirillico, tradotto a lato in inglese, in cui si parlava di cose che non capivo. Cercai di comprendere che cosa ci fosse scritto e la seduta fu interrotta per il tempo necessario a un addetto di andare nella mia stanza a prendermi gli occhiali. Anche con gli occhiali il significato del documento continuò a sembrarmi oscuro.

Balbettai qualche spiegazione, consapevole che stavo per mettermi di nuovo nei guai. Si parlava in modo impreciso, e per alcuni aspetti falso, dei miei rapporti con qualche servizio segreto per ottenere la liberazione dei due piloti francesi rapiti da Mladić.

Avevo anticipato alla dottoressa Iodice che il mio intervento per liberare i piloti non era piaciuto a Mladić, il quale, non sapendo chi fosse il colpevole, aveva promesso di schiacciarlo sotto i cingoli di un carroarmato.

Così Karadžić sentì che il colpevole ero io e probabilmente lo ha raccontato a Mladić, come lui ospite a Scheveningen.

Magari in futuro, oltre che dagli integralisti islamici, dovrò guardarmi anche dai serbi. E dire che ho rinunciato al porto d'armi.

CAPITOLO QUARTO

AFGHANISTAN E IRAQ

Afghanistan

Non ricordo quale tragedia, quale bambino morto di leucemia, quale delirio omicida nei confronti dei miei superiori, nel periodo in cui il più bell'ospedale del mondo iniziava il suo declino, mi stesse portando alla condizione psichica in cui avrei avuto il bisogno di «buttare il cuore al di là dell'ostacolo».

L'Afghanistan era il posto più lontano geograficamente e culturalmente che potessi immaginare. Un pozzo abbastanza profondo dove gettare tutto il dolore e la rabbia che avevo accumulato dentro di me.

Il mio amico Biloslavo ci aveva passato molto tempo in carcere o in ospedale, quasi tranciato in due da un camion militare, e aveva ancora molti contatti. Aveva parlato anche con Gino Strada della possibilità di mandargli un pediatra in un ospedale sul Panshir.

Mi spiegò le procedure da intraprendere per entrare prima in Tagikistan e quindi in Afghanistan, e mi diede il nome di un suo amico ancora influente sul governo provvisorio dell'Armata del Nord afghana.

Fausto mi disse che Gino Strada aveva bisogno di un pediatra, visto che allora la maggior parte dei suoi collaboratori erano chirurghi, e che mi aspettava.

La Fondazione Luchetta Ota D'Angelo Hrovatin mi finanziò la missione.

Riempii una valigia con trenta chili di farmaci e col biglietto aereo in tasca telefonai a Gino Strada per avvertirlo che stavo arrivando. Al satellitare mi rispose che in quel momento non avevano bisogno di pediatri e che trenta chili di farmaci non gli servivano, visto che i rifornimenti gli arrivavano per via aerea. Io ho una stima reverenziale per Gino Strada, per il medico e per l'uomo, ma in quella occasione... omissis.

Decisi di partire lo stesso, passando per Berlino, dove ottenni il visto per il Tagikistan, tappa obbligata per chi voleva entrare in Afghanistan.

Arrivato a Dushanbe, ebbi l'esperienza di un paese in mano a poliziotti corrotti fino al midollo (saccheggiavano letteralmente turisti e tassisti), ma con molta gente per bene.

La vodka mi permise di sopravvivere una settimana durante i tentativi di ottenere un permesso per entrare in Afghanistan da nord.

Vedevo ogni giorno partire colonne di giornalisti e io restavo a terra.

Una volta mi fu dato il permesso di partire con un elicottero dell'Armata del Nord, ma la notizia mi arrivò tardi.

Trascinando le valigie per strada, bloccai un corteo nuziale e con una banconota tra i denti convinsi un testimone di nozze ad accompagnarmi con la sua macchina all'aeroporto militare. Qui fui fermato da un soldato che per un equivoco (forse la mancata mancia) mi bloccò fino alla partenza dell'elicottero.

Un'altra volta arrivai a mettere perfino un piede dentro a un altro elicottero, ma in quel momento arrivò il ministro afghano degli Esteri in esilio e mi prese il posto.

Alla fine, prima di distruggermi del tutto il fegato per la rabbia e l'alcool, trovai un escamotage.

Visto che la procedura tagika considerava i giornalisti e non i medici, mi ripresentai all'ufficio preposto con la tessera dell'Ordine dei Medici di Trieste, e comunicai che ero un giornalista accreditato per quel «famoso giornale italiano».

Non so se il dirigente tagiko ci cascò, o se solo ebbe pietà di me, però mi diede il permesso di partire.

Invece che dirigermi sulle montagne del Panshir, come programmato in caso di passaggio in elicottero (mi ero anche dopato con Epo per sopportare una traversata a cavallo del passo a 4000 metri), mi diressi verso il deserto della zona del fronte di Qonduz.

L'Amu Darya è un bel fiume, che prima di me è stato attraversato da Alessandro Magno, e ora divide il Tagikistan dall'Afghanistan. Lo attraversammo con una chiatta tirata da una fune.

Dall'altra parte ci aspettavano gli afghani, che risultarono sensibili al nome dell'autorità che mi aveva indicato Fausto Biloslavo.

Restava il problema della cinquantina di chilometri di deserto da fare in macchina.

Le macchine c'erano, e aspettavano i giornalisti.

Il problema era che le grosse testate USA erano passate prima di noi mostrando rotoli di dollari. Gli afghani non sapevano molto del valore del dollaro, ma avevano cominciato a considerarlo solo per multipli del biglietto da cento.

Un bel pick-up Toyota si offriva per mille dollari.

Mi salvai grazie a una troupe di Mediaset con Angelo Macchiavello e il suo operatore, che contribuirono pesantemente alle spese, ridotte a seicento dollari dopo dure trattative. Per sdebitarmi divenni il loro cuoco, e così apparvi in una trasmissione di Italia 1 mentre facevo il minestrone su un falò all'aperto.

L'operatore siciliano saltava sui carri armati dell'Armata del Nord senza chiedere il permesso ai soldati, che si trovavano spiazzati dal suo comportamento che ha prodotto dei filmati eccezionali.

Col satellitare Iridium una volta tanto potevo avvertire mia moglie che non era ancora vedova, e mi tenni in contatto anche con il caporedattore di RAI Regione Friuli-Venezia Giulia e organizzammo un collegamento in diretta. Mentre parlavo qualche disgraziato si mise a sparare con qualcosa di molto grosso.

Consapevole che l'antenna di un satellitare assomiglia alla canna di un fucile, mi buttai a terra mentre ero in diretta audio, facendo probabilmente una magra figura.

Poco dopo vidi l'operatore in cima a una collinetta mentre filmava il teatro di battaglia da dietro a una postazione di mitragliatrice, e decisi di raggiungerlo.

Chiesi a un soldato quale fosse la via sicura per raggiungere la sommità e quello ridendo mi indicò un percorso segnato da sassi dipinti di rosso. Mi sembrò strano che mentre io salivo, mettendo i piedi sui sassi rossi, lui invece procedesse a una decina di metri da me, sempre scompisciandosi dalle risate.

Seppi solo in cima che avevo percorso la via con le mine antiuomo.

Quel figlio di una capra impura forse voleva vedere come salta in aria un infedele, comunque quel Qualcuno in cui non credo aveva continuato a proteggermi.

Prendemmo alloggio a Taloqan, paesino da poco liberato dai talebani.

Il nostro letto non fu più la nuda terra, ma un lussuoso tappeto disteso sul pavimento. Dal tipo di lesioni orribilmente pruriginose che mi hanno tormentato per molti giorni, ritengo a posteriori di aver dormito su quel tappeto in compagnia di altre forme di vita.

Per evitare di sembrare troppo «diverso» dai nativi, mi ero fatto crescere la barba e mi ero tagliato i capelli. I vestiti erano del tipo che non attirano l'attenzione.

Una notte, mentre pompavo acqua da una fontana pubblica, fui avvicinato da due tipi che mi chiesero: «Ti taliban?».

Mi affrettai a rispondere: «No no, doctor itali». Il travestimento era riuscito anche troppo bene.

Mi sentivo al sicuro tra i soldati dell'Armata del Nord, che si dimostravano molto amichevoli. Purtroppo tra mille buoni c'è sempre quello cattivo, e una pallottola si è portata via durante un'incursione notturna un giornalista svedese che abitava vicino a noi.

L'ospedale di Taloqan era un edificio non più fatiscente dei tanti ospedali che ho visto nell'Europa dell'Est. Gli intonaci scrostati, la ruggine dei letti erano in fondo la regola. La parte più inquietante era l'assoluta mancanza di risorse sanitarie. Mancava di tutto. Un paziente che avesse voluto curarsi poteva contare sulle amorevoli cure di medici e infermiere, ma doveva portarsi i farmaci e le siringhe da casa. Si poteva morire per infezioni che da noi si curerebbero ambulatorialmente.

Quando fornii le fiale di Rocefin per un bambino in gravi condizioni a causa di un'artrite settica, mi resi conto che non avevano neanche le fiale d'acqua distillata per diluire il farmaco. Per fortuna ne avevo alcune, e il bambino si sfebbrò rapidamente. Non so se ho salvato altre vite, ma se fossi stato la madre di quel bambino avrei considerato quel risultato sufficiente a giustificare un lungo viaggio di un medico italiano.

In ospedale ebbi la possibilità di capire qualcosa della condizione femminile del Paese.

Un'affascinante collega afghana girava per le strade col burqa, ma in ospedale teneva solo un velo azzurro sui capelli. Sembrava che lo facesse cadere volentieri con gesti che in quel contesto sembravano erotici quanto l'esposizione della scollatura di una donna italiana.

Mi spiegò che durante l'occupazione talebana non avrebbe potuto andare in ospedale da sola, poiché la legge islamica vietava a una donna di camminare da sola per le strade. Per lavorare aveva dovuto chiedere un permesso speciale all'Iman del posto.

Ora che l'Armata del Nord aveva preso il possesso del paese, lei sarebbe stata in teoria libera di non usare il burqa, ma lo indossava ancora perché lo considerava una difesa contro la stupidità maschile.

Se avesse camminato a testa scoperta sarebbe stata molestata dagli sguardi dei maschi, e sarebbe stata inseguita dai ragazzini, che l'avrebbero schernita. Per non parlare della suocera, che avrebbe detto che era una puttana.

Parte delle restrizioni alla libertà femminile vengono dalle donne stesse.

Ho cercato di far venire questa collega in Italia per un corso di aggiornamento, ma ho fallito.

Chissà se ho salvato la vita di un talebano, prigioniero dei tagiki. Mi avevano spiegato che un giornalista può salvare la vita a una potenziale vittima, riprendendolo assieme ai suoi possibili carnefici. Così feci una foto di gruppo al ragazzo assieme ai soldati dell'Armata del Nord che l'avevano catturato. In quel momento tutti sembravano allegri, ma non so come sia finita dopo.

La sorte dei prigionieri talebani era molto incerta in quei giorni.

Quando nella prigione di Mazar-i-Sharif alcune centinaia di detenuti si erano ribellati per le condizioni di vita intollerabili, un aereo aveva bombardato il carcere uccidendoli tutti.

Parlando con altri prigionieri compresi quanto fossero stanchi di quella guerra. Alcuni si erano finalmente resi conto che la filosofia talebana era folle e se ne vergognavano letteralmente. Altri chiedevano soltanto di ritornare alle loro famiglie, chiamando «fratelli» i vincitori cui chiedevano pietà.

Se a questi uomini non è stata concessa pietà, forse altri hanno poi deciso di riprendere le armi per vendetta e oggi i talebani stanno riprendendosi il Paese.

Bastava un po' di misericordia, di spirito di collaborazione per la ricostruzione del Paese e forse oggi i nostri soldati non si troverebbero a dover sostenere un governo democratico di tagliagole trafficanti di droga contro una coalizione di pazzi scatenati.

Finiti i soldi e i farmaci sono riuscito a ritornare a casa pur con qualche difficoltà.

Contrattai il viaggio di ritorno con un tassista che possedeva una Uaz aperta. Nel deserto la sabbia mi è entrata anche nella biancheria intima.

Alla fine del viaggio, sulla sponda di un ramo minore dell'Amu Darya che all'andata avevamo guadato senza problemi, constatammo che le piogge avevano ingrossato il fiume. Una grossa Toyota della CRI era riuscita a passare, ma più in là si vedeva solo il tetto di un'altra macchina (spero vuota) che si allontanava nella corrente.

Il tassista mi abbandonò lì, non prima di avermi chiesto cento dollari in più. Io mi misi a gridare in italiano sulla sua mancanza di fede nella parola data, sulla professione di sua madre, e altre cose simili.

Deciso a non mollare cominciai ad aprire il coltello a serramanico che tenevo in tasca, pronto ad aprirgli la pancia piuttosto che a cedere.

Attorno a noi si erano raggruppati alcuni afghani a cavallo, interessati all'eventuale spargimento di sangue.

Quello non capì ovviamente una parola di quanto dicevo, ma ne capì il senso. Era abituato ai giornalisti, che per salvare il culo e la telecamera erano sempre pronti a cedere ai ricatti e non si aspettava una reazione simile. Lasciò perdere e se ne andò.

I cento dollari risparmiati finirono nelle tasche di uno dei proprietari di cavalli, che me ne noleggiò uno per guadare il fiume.

Entrammo quasi completamente nell'acqua fredda e mi bagnai il sedere, portafoglio e documenti inclusi, e a un certo momento il cavallo si imbizzarrì facendomi quasi cadere in acqua. Mi strappai un adduttore della coscia sinistra sul margine della sella. E aggiunsi così un altro motivo per zoppicare alla caviglia, ricordo del Kosovo.

Alla fine arrivai vivo, ma febbricitante, a Dushanbe.

Mi feci derubare solo di pochi spiccioli dalla polizia aeroportuale, che era saltata come cavallette sui giornalisti in partenza. Un poliziotto arrivò a entrare perfino dentro l'aereo per estorcere denaro a un giornalista che si era rifiutato di pagare; solo l'intervento deciso del pilota aveva evitato che il malcapitato fosse portato via.

A Monaco riuscii a comprare dell'antibiotico, visto che avevo lasciato tutti i farmaci in ospedale a Taloqan, e arrivai alla fine a Trieste quasi guarito da una malattia che non ho comunque diagnosticato.

In aeroporto mia moglie mi aspettava con mia figlia.

Chiara puntandomi col dito disse alla mamma: «Quello mi sembra papà».

Mia moglie vedendo un poveraccio con viso emaciato e barba lunga negò che fossi io, finché non le arrivai vicino.

Evidentemente l'Afghanistan non mi aveva fatto bene alla salute: ho riportato in Italia, oltre ai pidocchi, anche una sospetta infezione al fegato. E la consapevolezza che anche i dottori si ammalano.

Io, dopo migliaia di turni in astanteria pediatrica al Burlo Garofolo di Trieste, ho acquisito una notevole resistenza alle infezioni. Per fortuna, perché soffro molto anche per poche linee di febbre, come tutti i veri maschi.

Durante le mie missioni in zone calde, invece, ho dovuto ricredermi sulla mia invulnerabilità.

In Tamil Nadu ho dimostrato la mia maggiore resistenza ai patogeni intestinali, rispetto ai miei amici, cavandomela soltanto con un leggero collasso da vomito e diarrea, mentre loro passarono a letto due giorni in condizioni critiche con una febbre da cavallo.

In Darfur ricordo di aver raggiunto camminando sulle ginocchia il gabinetto all'aperto, un buco per terra.

Quando tornai a Baghdad da Nassiriya, avendo passato qualche ora a 60 gradi, caddi in ginocchio a vomitare già sui gradini di casa. Passai due giorni disteso a letto, perdendo i sensi ogni volta che cercavo di alzarmi.

A posteriori mi diagnosticai una sindrome da shock tossinico (simile a quella da tamponi vaginali contaminati da stafilococco), e ricordai di aver consumato una minestra lasciata imprudentemente nel frigorifero sbrinato per mancanza di corrente elettrica.

In un'altra occasione Abdul Majeed mi offrì un panino in un ristorantino di cui mi garantì l'igiene. Il panino conteneva una crema evidentemente contaminata, che mi costò quasi una settimana di inabilità.

Mi salvò una mia collega irachena (ogni ricordo un dolore: ebbe il figlio ferito alla testa da una bomba), che mi portò a casa sua per farmi assistere dalla madre. Passai alcuni giorni d'inferno con un vomito incoercibile, incapace di muovermi.

La tenera vecchietta, di fede sciita, fu un angelo protettore, nutrendomi per quanto possibile, e tenendo il televisore sempre acceso sulla rete Al-Manar, sui sermoni di Nasrallah, Iman degli Hezbollah.

Ero così debole da essere facilmente ipnotizzabile.

Il semidelirio in cui vivevo mi ha reso particolarmente permeabile a discorsi che capivo solo in parte (Israele, bombe, sangue, bambini...) e ancora oggi non riesco a nominare il Profeta senza benedirlo in nome di Dio.

Tornando dal confine birmano, dove sono andato a trovare mia figlia, mi sono chiesto se per caso non mi fossi beccato perfino la temutissima febbre dengue.

In definitiva, alla faccia dell'invulnerabilità, ogni volta che mi sono ammalato ho dovuto ammettere di essere un essere umano come tanti, e questo mi ha molto umiliato.

Iraq

Nei primi mesi del 2003 nubi di guerra si addensavano sopra l'Iraq.

Per me Baghdad era un posto mitico, dove avevo ambientato anni prima un romanzo senza averla mai vista. Il romanzo *Ki En Gi*, dal nome sumero della Mesopotamia, trattava di due periodi critici della storia dell'Iraq: uno ambientato nel 2250 a.C. al tempo dei Sumeri, e uno proiettato nel prossimo futuro.

Alla fine del terzo millennio a.C. la civiltà sumera crollava, lasciando il potere in mano semite: gli Accadi di Babilonia.

La loro lingua e la loro letteratura rimasero nelle mani dei vincitori, come la cultura latina è rimasta a noi.

Ci ho messo quasi vent'anni per scrivere la parte moderna del romanzo: il futuro diventava passato ogni volta che cercavo di concludere la storia.

In particolare la famiglia Bush fece di tutto per

cambiarmi il finale; il padre con la guerra del Golfo, il figlio con l'invasione imminente.

Negli anni Ottanta e Novanta ero un appassionato di storia e cultura sumera. Ho cercato con scarso successo di imparare la lingua e il cuneiforme, e credo di aver visitato tutti i musei del mondo dove sono custodite le statuette degli Oranti di Tell Asmar, sacerdoti con grandi occhi sbarrati nella contemplazione di Qualcosa o Qualcuno.

Chi sa che noi dividiamo l'ora in 60 minuti e l'angolo giro in 360 gradi perché i Sumeri usavano un sistema di calcolo basato sul 6 anziché sul 10?

L'ultimo museo, il più importante, era l'Iraqi Museum di Baghdad.

Sto per confessare che il motivo principale per la mia missione umanitaria in Iraq era una visita a un museo.

Nella primavera del 2003 sembrava che tutti mi chiedessero come mai non ero ancora andato in Iraq.

Io sarò un po' strano, ma non sono mai partito per un Paese in guerra senza un motivo preciso, e un contatto logistico sul posto. Non avevo alcun contatto con l'Iraq, finché qualcuno mi parlò di un gruppo che a Roma stava organizzando una missione laggiù. Erano gli «Scudi Umani».

La storia di questa missione l'abbiamo scritta in un libro edito da Manifestolibri, *Scudi Umani a Baghdad*.

Io non dimenticherò mai Giovanni Caltagirone, deciso a partecipare ma non a farsi ammazzare (il suo slogan preferito era: *primum vivere*), Rodolfo Tucci, uomo di spettacolo e principale organizzatore della missione, e i suoi genitori, che nonostante la veneranda età e la tendenza a sbandare frequentemente nella guida, riuscirono a portare la loro macchina fino a Baghdad. In auto con loro il cane, un San Bernardo anche lui avanti negli anni, che rappresentava gli «Scudi Canini». Credo che non importasse loro molto di continuare a vivere, anche per un recente terribile lutto che li aveva colpiti, ma riuscirono invece a riportare a Roma la pellaccia e anche il cane.

Roberto Ravera, imprenditore, guidava il suo Cherokee.

Seguiva, lungo la strada per Baghdad, con la sua Peugeot, Roberta Taman, nonna canadese che arrivava dalla Francia assieme a suo nipote. Questa mia biografia era inizialmente in inglese, in quanto assieme avevamo pensato di scrivere un libro a quattro mani sulla violenza. Roberta continua a tenersi in contatto scrivendomi dai posti più pericolosi (Bangladesh, Birmania), dove accompagna suo marito, giurista internazionale.

In una settimana attraversammo l'Italia, la Grecia, la Turchia, la Siria e quindi i 250 chilometri di deserto iracheno.

Non ho mai creduto alla riuscita della missione finché non ho visto Baghdad. Come ho detto, per me si trattava soprattutto di un sogno che durava da anni.

Le nostre macchine avevano le insegne degli «Scudi Umani» e soprattutto in Turchia venivamo festeggiati dalla gente ai lati delle strade.

Ci fermammo un po' a Istanbul per alcune riuscitissime conferenze stampa. Qui raccogliemmo come apostoli di pace molti ragazzi turchi che ci seguirono.

Trovammo parcheggiati due autobus a due piani arrivati da Londra con volontari inglesi e americani. Erano tanto scassati che dubitammo che sarebbero mai arrivati a Baghdad, e partimmo senza aspettarli. In realtà una settimana dopo, mentre prendevamo un tè in un bar della capitale, li vedemmo passare trionfanti. Erano molto giovani e gasati, e avevo paura che si mettessero nei guai con la polizia irachena (in effetti i guai arrivarono) o che accettassero di farsi mettere come scudi umani in qualche posto davvero pericoloso.

Miracolosamente alla fine nessuno si fece male.

Credo che le autorità irachene si siano maledette mille volte per aver accettato di farci entrare in Iraq.

Andavamo bene per la propaganda di regime, magari potevamo ridurre il rischio di bombardamenti su alcuni bersagli come scuole e ospedali, ma eravamo il gruppo più indisciplinato che la storia ricordi.

Consapevoli di essere intoccabili, abbiamo fatto vedere i sorci verdi ai servizi di sicurezza.

Il responsabile dei rapporti con gli stranieri, il dottor Al Ashimi, cercò di tenerci in linea con le direttive del governo, ma fallì miseramente.

Un po' del crollo del potere di Saddam è iniziato dopo che centinaia di europei, certamente non favorevoli al suo regime, hanno iniziato a indottrinare la popolazione attonita sui principi della democrazia, dando palesi testimonianze di cosa significasse la libertà.

Fummo catturati dalla polizia mentre facevamo fotografie a siti considerati strategici, alcune affascinanti volontarie slovene uscivano dalla città entrando nelle zone proibite, facevamo comizi in strada.

Tutta roba da pena di morte per un iracheno.

In quei giorni mi domandai se Saddam Hussein esistesse davvero, e non fosse solo un «logo» di partito. Esisteva certo fisicamente, ma appariva troppo per essere tanto potente. Le sue immagini erano dappertutto, simbolo di un potere che pareva avesse bisogno di ribadire la sua presenza.

Mi rimane l'impressione che il regime baathista fosse di tipo stalinista, in cui il dittatore era sì il vero capo, ma il potere era distribuito tra un milione di adepti corresponsabili nel bene e nel male.

Il sistema sociale era quanto di meglio esistesse nel Medio Oriente, con scuole e ospedali (prima dell'embargo) che attiravano migliaia di arabi.

Questo risultato veniva, però, pagato dalla popolazione con una violenza diffusa, che si era manifestata con le stragi di curdi (i gas ad Halabja), ma anche con omicidi di dissidenti, eseguiti in sordina, pure col veleno.

Alcuni orfani mi hanno detto che i loro padri erano scomparsi o morti in modo molto sospetto non perché fossero dissidenti, ma solo perché si erano rifiutati di iscriversi al partito. Curioso poi che i figli dei baathisti potessero iscriversi a Medicina, mentre gli orfani dei dissidenti solo a Ingegneria. Dopo la caduta del regime c'è stata, infatti, una notevole mortalità violenta tra i medici.

Gli Scudi Umani si mescolarono alle migliaia di pacifisti che percorsero multicolori la città in un memorabile corteo.

La mobilitazione mondiale contro la guerra raggiunse in quei giorni dimensioni tali da far capire a tutti che tra le superpotenze se n'era aggiunta un'altra, disarmata ma potentissima, quella del fronte pacifista.

Ci furono momenti in cui ci illudemmo che avremmo potuto fermare la guerra, ma si sa com'è andata.

In un'intervista televisiva, la giornalista Giovanna

Botteri della RAI presentò me e Giovanni come i «volontari pronti a sacrificare le loro vite per la pace su un altare iracheno». In tivù hanno visto le nostre facce attonite, ma per fortuna lo schermo televisivo non mostrava dove avessimo congiunto le mani.

Giovanna ha dimostrato un grande coraggio resistendo a Baghdad durante i bombardamenti, soffrendo anche la fame. I suoi reportage, troppo fedeli alla verità, probabilmente la misero nei guai e una notte gli americani le piombarono nella stanza seguiti da una telecamera che la riprese in sottoveste.

Arrivammo a chiedere al Papa di venire a Baghdad; personalmente avevo la convinzione che gli convenisse morire da martire in Iraq piuttosto che in un ospedale romano.

Insomma, fu un sogno che durò qualche settimana, poi la realtà ebbe il sopravvento.

Il Museo

Le autorità irachene facevano del loro meglio per renderci il soggiorno confortevole, prima di metterci ad arrostire in un impianto petrolifero.

Uno dei regali che ci fecero fu una visita a Hilla, il sito dell'antica Babilonia. Andare in guerra è pericoloso, ma permette di visitare luoghi che pochi hanno la possibilità di vedere nella loro vita. Quanti possono dire di aver visitato le rovine di Babilonia?

In realtà, come per molti siti archeologici, le parti più belle sono state portate via dagli europei. Così la Porta di Ishtar di Babilonia, con le sue mattonelle blu, si trova a Berlino (me la sono goduta andando a prendere il visto per il Tagikistan), mentre a Babilonia rimane lo scheletro in mattoni.

Buona parte della città è stata ricostruita negli anni Ottanta con un gusto discutibile, ma l'impressione è comunque forte. La Via delle Processioni mostra ancora tracce della pavimentazione in asfalto, dimostrazione che la causa principale di questa guerra era a disposizione anche dei babilonesi, sgorgando in superficie nel deserto.

La Torre di Babele non fu ricostruita da Alessandro Magno, e oggi non rappresenta nulla più che un riquadro di 91 metri per lato nella sabbia.

Quella che molti europei hanno scambiato nell'Ottocento per la Torre di Babele è invece la Torre di Samarra a nord di Baghdad.

Io ci sono salito, rischiando di cadere dal corridoio a spirale senza protezioni. Mi sono sentito anche lì un turista privilegiato. Quanti possono dire di essere saliti in cima alla ziggurath di Samarra? Oggi un europeo che camminasse per le vie di Samarra non vivrebbe più di cinque minuti.

Quello che in realtà è un campanile di epoca musulmana svetta con la sua forma a spirale vicino alla bellissima moschea, oggi purtroppo danneggiata da un attentato.

Ma il risultato più importante della missione in Iraq fu poi la possibilità di visitare, forse ultimo europeo prima del saccheggio, l'Iraqi Museum.

Mi sentii un po' profetico visitando le prime sale del primo piano, dove l'esposizione dei reperti era quasi esattamente come l'avevo immaginata nel mio libro.

Alla fine della scalinata si entra immediatamente nella sala principale e si vede innanzi tutto la bacheca contenente il teschio dell'Uomo di Neanderthal. Un bel teschio, perfettamente conservato. Si tratta dell'europeo che forse riuscì a spingersi più a est di ogni altro, prima che noi africani Sapiens Sapiens lo spazzassimo via anche dall'Europa. Era una specie autoctona europea che non seppe resistere all'assalto di un genere di umani più alti, forse più fertili, sicuramente più violenti.

Senza che nella sala ci sia una soluzione di continuità che colmi decine di migliaia di anni, si incontra il volto di pietra della Dama di Warka, la più antica «Monna Lisa» della storia. È un viso nobilissimo con i capelli corti e divisi da una scriminatura longitudinale.

Quando si riesce a staccare lo sguardo dal suo volto, la sala aggredisce il visitatore con un eccesso di bellezza concentrata in troppo poco spazio.

Gudea di Lagash è molto simile a quello che si può osservare al Louvre.

Gli Oranti di Tell Asmar si possono vedere anche al museo di Zurigo e all'Oriental Institute di Chicago, ma questi fanno molto più effetto perché sono «a casa loro» e rappresentano tutta la religiosità dei Sumeri.

Le figurette dei sacerdoti del tempio di Eshnunna hanno occhi grandissimi e rotondi, quasi come quelli di un cartone animato, e fissano davanti a sé Qualcosa o Qualcuno, che li affascina. Chi li guarda sente il bisogno di voltarsi indietro per vedere che cosa stiano fissando.

Migliaia di tavolette di argilla descrivono la vita dei Sumeri e ci permettono di leggere l'epopea di Gilgamesh, l'eroe che fallì la ricerca dell'immortalità.

Gilgamesh incontrò nel suo viaggio un vecchietto, Utnapishtim, che corrisponde perfettamente al Noè del Diluvio, dimostrazione che i racconti della Bibbia hanno origini molto lontane.

Quando penso alla mia vita da pensionato, con una coronaria rattoppata, tante ferite nell'anima, un carico di delusioni talvolta insostenibile e una voglia di vivere non costante, ricordo le parole che il vecchio disse alla fine della storia a Gilgamesh.

«Gilgamesh, dove vai? La vita che cerchi, non la troverai. Quando gli dei crearono l'umanità le assegnarono la morte, e tennero per sé la vita! Gioisci del bambino che ti tiene per mano, possa tua moglie godere di te. Questo è il destino degli uomini!»

Obbedisco io stesso ai consigli di un vecchietto di quattromila anni fa e decido che vivrò finché mi sarà concesso, o almeno finché sarò utile a qualcuno.

E poi Sargon I, ovvero Sharru-Kin («il re è vero») è stato il primo condottiero della storia. Vinse l'ultimo re sumero e inaugurò il dominio dei Semiti sulla Mesopotamia. Raccontò lui stesso di essere stato abbandonato da una sacerdotessa in un cesto di vimini sulle acque dell'Eufrate. Molti anni dopo toccò a Mosè, ma è probabile che la vera storia sia solo quella raccontata da Sargon. Spero che questa testa di bronzo sia stata recuperata dopo il saccheggio.

Ricordo ancora più avanti la cetra a forma di toro, e gli scheletri pressati nella pietra delle donne sacrificate col loro re nelle tombe reali di Ur.

Poi la memoria comincia a cedere e la mancanza di un dépliant del museo mi lascerà per sempre dei dubbi su quello che ho visto e che nessuno forse vedrà più.

Questa guerra si è portata via migliaia di vite umane, e ognuna di queste è stata una perdita terrificante, ma un giorno ci dimenticheremo anche di loro, mentre la perdita dei reperti dell'Iraqi Museum di Baghdad rimarrà per secoli nella memoria dell'uomo assieme all'incendio della Biblioteca di Alessandria, come un esempio di barbarie che, spero, i bambini studieranno sui libri di storia: «La Biblioteca di Alessandria fu data alle fiamme dai romani di Giulio Cesare nel 47 a.C., quel poco che rimase dei libri fu bruciato da San Cirillo nel 415 a.D. La Biblioteca di Baghdad fu bruciata durante la guerra del 2003, quando fu anche saccheggiato l'Iraqi Museum...».

La prossima vittima sarà forse la Siria.

Che qualcuno avverta in anticipo i prodi Marines che ad Aleppo esiste la più grande biblioteca scritta in caratteri cuneiformi del mondo, ricordo della civiltà di Ebla.

Si tratta di una biblioteca di 170.000 tavolette di argilla che descrivono in dettaglio la vita economica e culturale di una città che in una fase storica ebbe il predominio su tutta la Siria. Poi arrivarono gli Accadi di Sargon e la città cadde sotto il loro controllo.

La scoperta di Ebla e la decifrazione della lingua, una forma arcaica di arabo (per qualcuno anche di ebraico, ma qui si rischia di far scoppiare una guerra linguistica), fu merito di due italiani, Matthiae, che la disseppellì dalle sabbie di Tell Mardikh, e Pettinato, che tradusse l'eblaita in italiano.

Ebla in fondo è un ammasso di pietre su una collina; ma più che un luogo è un immenso software da cui trarre informazioni determinanti per lo studio delle nostre stesse origini.

Per qualcuno con un mitra in mano magari si tratterà solo di stupide tavolette di argilla da schiacciare sotto gli stivali.

Spero venga dato ai nuovi Crociati un dépliant turistico che includa anche Palmira, una fantastica città di stile greco-romano sotto una collina con un castello arabo.

C'è ancora molto da difendere o da distruggere.

I ritorni

Tornai indietro due settimane prima dell'inizio dei bombardamenti su Baghdad, con la mia povera Honda Legend, il cui motore si piantò in mezzo al deserto. Immediatamente prima della guerra le notizie che arrivavano dal fronte dei volontari erano sempre più cattive.

Il governo iracheno cominciava a dare evidenza concreta del suo disappunto e molti venivano espulsi dal Paese. In particolare gli americani, devo ammettere un po' rompicoglioni, furono sbattuti fuori per primi.

Chi rimaneva veniva costretto a risiedere nelle raffinerie, rischiando di far parte del programma che chiamammo «Fritto Misto».

A quel punto a Saddam avrebbe fatto comodo che alcuni europei finissero bruciati nelle raffinerie.

Decisi di tornare in Iraq, soprattutto per riportare a casa i ragazzi che non potevano scappare.

All'ambasciata irachena di Damasco non erano molto disponibili a concedere un visto a un europeo, ma in Bosnia mi ero fatto una certa esperienza in tema di carte false, e riuscii a convincerli che ero atteso a Baghdad per un progetto sanitario.

I cinquecento chilometri di deserto tra Siria e Iraq sarebbero costati molto se avessi dovuto pagare un taxi, perciò accettai un passaggio su un grosso GMC, che portava combattenti della Jihad in Iraq.

Così, assieme a un gruppo di ragazzi pronti a morire per l'Islam, attraversai gratis il deserto.

Feci amicizia con un simpatico ingegnere siro-palestinese, dimesso dal carcere siriano solo dietro la promessa di andare a combattere in Iraq. Ebbi l'occasione per capire un po' di politica siriana. Il ragazzo era comunista, ma della fazione comunista antigovernativa e quindi veniva perseguitato. In Iraq fu ferito al torace, ma sopravvisse. Tornato in Siria fu rimesso in prigione.

Mesi dopo dalla sua mail mi arrivarono più volte messaggi molto sintetici: «Hi, Marino, how are you?».

Io rispondevo cortesemente, ma poi più volte mi ritornava lo stesso messaggio.

Un anno dopo lui mi scrisse dalla Svezia dove si era rifugiato, e mi disse che nel periodo in cui ricevevo i suoi messaggi lui era in prigione. Evidentemente la polizia siriana stava cercando di contattare tutti i suoi amici per vedere se erano coinvolti in attività politiche.

Evidentemente non fui considerato pericoloso.

A metà del viaggio l'autista diede segni di cedimento, avvicinandosi più volte a distanze molecolari al guard-rail dell'autostrada.

Ebbi il piacere di constatare che anche i jihadisti non ci tenevano affatto a morire per un incidente stradale. Qualcuno sembrava pronto a mettersi a piangere.

Presi la situazione in mano e, millantando una consolidata esperienza di autista, li convinsi che potevo guidare io. Così fui io, novello Bin Laden, a guidare i volontari della Jihad fino a Baghdad.

Nella notte mi cercai un albergo in vicoli pieni di cani randagi che mi ricordarono quanto fosse stato opportuno vaccinarmi anche contro la rabbia.

La mattina dopo ero già all'Hotel Palestine, dove era concentrata l'organizzazione che destinava i volontari nei siti sensibili.

Un funzionario cortese cercò di indirizzarmi subito verso una raffineria, ma io tenni duro dichiarando che ero atteso all'ospedale Al Mansour per un trapianto. Non lo convinsi appieno, ma ottenni un giorno prima della decisione definitiva.

La notte fu quella del primo bombardamento.

Rifiutai di scendere nel sotterraneo e dormii poco, con le scarpe addosso, le finestre aperte e i vetri incerottati per limitare le schegge in caso di scoppio.

Le bombe non caddero vicine, illuminavano i palazzi di Saddam al di là del Tigri.

Tutto sommato direi che in questa occasione gli americani ebbero la mano più leggera che in passato. Il centro di Baghdad fu colpito meno che in occasione di altri bombardamenti, come quello motivato dalla necessità di deviare l'attenzione dal problema di Monica Lewinsky («morire per Monica»).

La mattina dopo, in un hotel lì vicino, trovai prima uno e poi entrambi gli italiani che erano ancora a Baghdad.

Continuavano a cambiare albergo per evitare di essere presi e impacchettati, ma in un regime di polizia come quello iracheno avevano le ore contate. Poi sarebbero stati chiusi in una raffineria.

Li convinsi a partire con me e, dopo una franca discussione col dottor Ashimi sul problema del fritto misto («Lei sarà ricordato come un criminale di guerra se un volontario muore»), riuscii a farmi espellere con cortesia mediorientale. Un funzionario mi comunicò sorridente che era grato per la mia visita e che non mi tratteneva in Iraq se avessi desiderato partire.

Il taxi per attraversare il deserto costò 500 dollari, che per fortuna possedevo. L'autostrada era disseminata di rottami fumanti, inclusa una Ferrari, ma nessun aereo ci importunò.

Ritornati in Siria incontrammo altri volontari che erano stati espulsi prima di noi. Passammo un ultimo giorno a Damasco a elaborare la tristezza della comune sconfitta, poi ritornai in Italia non riuscendo a convincere i miei amici a rientrare subito. Temevo fortemente che volessero fare la sciocchezza di rientrare clandestinamente in Iraq.

Una settimana dopo, a Trieste, seppi che un autobus era stato incendiato da un razzo sull'autostrada per Baghdad; si diceva che due italiani fossero tra le vittime.

Passai una notte piangendo, ma per fortuna la notizia si rilevò poi infondata.

Ebbi altre occasioni di rincontrare i miei amici, affetti come me dalla sindrome del reduce.

Qualche mese dopo Tusio de Juliis mi convinse a tornare a Baghdad in una missione cui partecipava anche Gianna Nannini.

La sua presenza fu fondamentale. Gli americani che controllavano il confine tra Giordania e Iraq erano poco amichevoli con gli italiani dopo che un gruppo di pacifisti aveva cercato di entrare. Erano stati respinti ad armi spianate.

Invece noi ci presentammo come la band di una rockstar, che intonò per i soldati *Bello e impossibile*... Per fortuna non ci chiesero di suonare.

Passammo il confine di sera e alcuni scoppi lontani ci convinsero a non andare avanti. Gianna dormì in macchina, io sulla sabbia del deserto. Era più dura di quanto avessi pensato, ma le stelle del deserto sono fantastiche e lo spettacolo merita una sistemazione anche non confortevole.

Di Gianna ricorderò sempre il «concerto di Baghdad» che tenne nella hall dell'Hotel Palestine.

Un pianoforte e la sua voce riempirono la sala ammaliando una decina di volontari e giornalisti. È stato il più bel concerto cui abbia assistito nella mia vita.

In quell'occasione mi misi a chiacchierare con un funzionario italiano, che era lì per decidere dove sistemare l'ospedale da campo.

La sua opinione era che in tutta Baghdad non ci fosse un solo edificio disponibile, quindi sarebbe tornato in Italia con l'informazione che bisognava allestire un ospedale da campo in tenda.

Quello pensava di parlare con un giornalista cretino, e non con un medico che sapeva benissimo che una delle tante colpe di Saddam era stata quella di costruire ospedali dappertutto. C'era un'infinità di ospedali vuoti, senza attrezzature, che aspettavano solo di essere abitati.

Credo che sia stato Tareq Aziz a rifiutare la proposta di Gino Strada di costruire un altro ospedale a Baghdad. Emergency ha poi optato per il Kurdistan.

Evidentemente la decisione sull'ospedale da campo era già stata presa prima ancora della sua partenza. Su un ospedale da campo in tenda la bandiera italiana sventola meglio.

Sotto quelle tende hanno lavorato a turno i migliori medici italiani, che hanno fatto miracoli. La loro vita, lì, è stata molto più noiosa della mia. Io giravo liberamente per la città, ritenendo (magari sbagliavo) di essere al sicuro dovunque, mentre loro avevano il divieto di uscire dal campo, presidiato da carabinieri in pantaloncini corti e bardati con tutte le armi possibili.

Credo che l'Italia abbia mandato in Iraq quanto di meglio avesse a disposizione.

I Carabinieri sembravano bronzi di Riace, laureati, fisici perfetti e comportamento squisito. Alla gente in coda al di là del filo spinato, con temperature sui 50 gradi, lanciavano sacchetti d'acqua per evitare che si disidratassero nell'attesa.

La mia opinione è che la superiorità dell'Esercito Italiano, in Iraq come in Libano, fosse basata sul rapporto con la popolazione.

Gli altri Corpi usano girare su blindati ed evitano contatti con gli indigeni per paura di attentati. La nostra difesa sta nella stima di cui siamo circondati.

In realtà a Nassiriya è finita male perché gli attentatori non erano del posto. Nessun abitante di Nassiriya avrebbe pensato di fare del male ai soldati che curavano i loro bambini.

Lo stesso ospedale da campo di Baghdad, assolutamente indifendibile con tende sul bordo di una strada, è sopravvissuto grazie al rapporto positivo con la popolazione.

Il giorno in cui è stato distrutto il compound dell'ONU con tante vittime, si sapeva che un camion pieno di esplosivo stava girando per Baghdad alla ricerca di un obiettivo.

Credo che i terroristi abbiano evitato l'indifeso ospedale italiano perché gradito alla popolazione e abbiano preferito l'ONU di De Mello, che nei ricordi degli iracheni rappresentava gli effetti tragici dell'embargo genocida cui era stato sottoposto il Paese.

Assieme a Tusio affittai una villetta nel quartiere sunnita di Adhamiya, elegante ma disabitata da tempo. Avevamo accarezzato l'idea di utilizzarla sia come base operativa per gli aiuti umanitari, risparmiando sulle spese di albergo, sia come sede di un'organizzazione pacifista. Quest'ultimo programma venne meno quando la situazione della sicurezza divenne insostenibile.

Ci misi dei mesi, nel corso di varie missioni, per pulire tutta la polvere che si era accumulata in casa.

Molto spesso non arrivava l'acqua. Il mio record personale di consumi idrici è di una bottiglia da un litro e mezzo con la quale sono riuscito a farmi uno shampoo, la doccia e, con quanto recuperato ai miei piedi, pulire anche la tazza del water.

I vicini erano gentili e premurosi.

Dall'altra parte della stradina abitava una famiglia sunnita con bambini. La madre teneva tra i loro peluche un kalashnikov carico.

La famiglia era molto religiosa ma, come ho imparato anche con altri musulmani, molto tollerante con gli errori formali degli ospiti stranieri.

Tentai molte volte di stringere la mano alle signore che si ritraevano ridendo, finché mi abituai a salutare mettendo solo la mano sul cuore. Ancora oggi il condizionamento persiste tanto che tendo a ripetere il gesto anche in Italia.

Un giorno fui invitato alla festa per il matrimonio di una delle figlie con un abitante di Fallujah. Mentre mi dirigevo verso gli sposi per salutarli, due parenti della sposa si misero ai miei lati e mi afferrarono le mani ridendo. L'ilarità fu comune, e i discorsi vertevano sull'italiano «che tocca».

Non si esce puliti da una guerra

La vera faccia della guerra mi fu mostrata dal giovane Gaith, che era stato per qualche giorno il mio autista. Mi raccontò la tragedia che aveva sconvolto la sua famiglia. Era figlio di un colonnello dell'esercito iracheno, che dopo l'invasione americana aveva deciso di ritirarsi in pensione.

Un giorno si era presentato a casa sua un ufficiale americano che gli aveva offerto di rientrare in servizio e collaborare con le forze di occupazione. Il vecchio soldato cortesemente rifiutò, affermando di voler pensare d'ora in poi solo alla famiglia.

Una notte un Humvee americano aveva sfondato il cancello della villetta, una bomba paralizzante era stata lanciata dentro la casa.

Soldati americani avevano legato tutti i membri della famiglia, comprese le ragazze.

Un ufficiale si mise a gridare insulti al padre inginocchiato a terra con le mani legate dietro la schiena. Le domande riguardavano i valori presenti in casa, che vennero razziati.

L'ufficiale trovò anche la pistola del padre e con

quella lo uccise sparandogli in testa dall'alto verso il basso.

Qualche giorno dopo alla vedova fu consegnato un referto medico che descriveva la ferita e attribuiva l'evento all'atteggiamento aggressivo dell'uomo.

Gaith mi portò a casa sua e mi presentò alla madre.

Assieme mi mostrarono il punto in cui il padre era stato ucciso. Per terra non c'erano segni di pallottola. L'arma usava, infatti, proiettili hollow point, a punta cava, che dopo aver devastato cervello e polmoni era rimasta verosimilmente nel corpo.

Garantii a Gaith che all'autopsia sarebbe stato facile trovare il proiettile e dimostrare che non si trattava di ferita da guerra con proiettile calibro 9 x 19, come quelli usati dai militari.

Gaith mi disse che quella notte era stato arrestato dagli americani e tenuto per due mesi nella prigione annessa all'aeroporto in una gabbia in cui non poteva reggersi in piedi, bendato e con delle cuffie con musica rock ad alto volume.

Alla fine del trattamento fu liberato per intercessione di ufficiali americani suoi amici, ma avvisato che se avesse aperto bocca sarebbe rientrato in carcere a subire lo stesso trattamento.

Concordai con Gaith che la ricerca della giustizia avrebbe dovuto aspettare fino al giorno della partenza degli americani dall'Iraq. Campa cavallo.

Volontariato

In Italia i quotidiani «il Giornale» e «l'Unità» avevano raccolto 200.000 euro dai loro lettori per aiutare un bambino iracheno gravemente ferito. Questo bambino fu alla fine trasferito in un ospedale degli Emirati e i giornali si erano posti il problema di come rispettare la volontà dei donatori.

Dimenticando le differenze politiche, i direttori dei due giornali decisero di affidare questi soldi alla SPES, Solidarietà per l'Educazione allo Sviluppo, una delle associazioni di volontariato di cui facevo parte allora. Quindi mi trovai nella condizione di spendere un sacco di quattrini in Iraq.

La mia scelta ricadde sull'ospedale pediatrico Al Mansour, edificio ancora in ordine, ottimi medici e carenze gravi di manutenzione e di attrezzature.

Con la direzione concordai di mettere dapprima mano agli impianti elettrici fuori uso e quindi di pensare ai farmaci.

Col Toyota dell'ospedale (rubato, armi in mano, un anno dopo) giravo per la città assieme ai tecnici. Io rimanevo in macchina, mentre loro entravano nei negozi a trattare gli acquisti. Quando il conto era pattuito, entravo in scena io col rotolo di dollari.

In questo modo evitavamo aumenti di prezzo e l'arrivo di eventuali rapinatori.

L'ospedale aveva 500 dipendenti e non li stava pagando da un paio di mesi. Alcuni per sopravvivere stavano abbandonando la struttura, facendo magari i tassisti. Concordai col direttore che l'emorragia di professionalità sarebbe stata un danno irreversibile per l'ospedale. Come si sono accorti con eccessivo ritardo i dirigenti della stessa struttura, l'eccellenza di un ospedale sta nei cuori e nei cervelli di medici e infermieri, più che nelle apparecchiature.

Promisi che alla successiva missione sarei arrivato con i soldi degli stipendi.

Qualche giorno dopo il direttore, sudato, mi disse che temeva per la sua incolumità personale da quando era girata voce che io avevo già portato i soldi e che lui se li era tenuti.

Tenemmo una riunione plenaria e assicurai infermieri e medici che i soldi non erano ancora arrivati, e così gli salvai la vita.

Aprii anche il borsone che portavo con me e mostrai che non conteneva denaro ma solo una stampante per le cartelle cliniche.

Un mese dopo arrivai a Baghdad con 25.000 dollari in biglietti da 50.

Con me era venuto un altro membro della SPES, il dottor Fanni Canelles.

Girare con grosse somme di denaro a Baghdad non era salutare e anche tenerli a casa non era rassicurante. Presi la decisione in un attimo.

Vestito solo con la tuta verde da sala operatoria, con le borse piene di denaro distribuite tra ascelle e inguine, corsi fuori di casa fermando la prima macchina scassata che incontrai. Il vecchietto alla guida, che non sembrava di Al Qaida, accettò volentieri il dollaro che gli offrivo.

Dietro di me Fanni Canelles gridava disperato che stavo andando in cerca di guai. Dandomi già per spacciato telefonò alla Unità di Crisi della Farnesina per avvertirli.

Arrivai sano e salvo nell'atrio dell'ospedale e alzando la giacca della tuta mostrai le sacche di denaro.

Poco dopo 500 persone erano già in fila davanti a me.

Un impiegato prendeva meticolosamente nota dei versamenti: 50 dollari per tutti, dall'ultimo inserviente al direttore. Questa somma a noi può sembrare ridicola, ma a quei tempi era una manna per molte famiglie.

Dall'ascella sinistra uscirono i dollari per gli inservienti, che furono pagati per primi. Seguivano le infermiere, soddisfatte dal contenuto dell'ascella destra.

Quando fu il turno dei medici dovetti ritirarmi in gabinetto per estrarre la sacca. I colleghi accettarono di buon grado i biglietti olezzanti dei miei odori più intimi.

All'uscita dall'ospedale alzai la giacca mostrando impudicamente la pancia nuda, per far capire agli eventuali rapinatori che non avevo più niente addosso.

Un mese più tardi il governo iracheno ricominciò a pagare gli stipendi e così l'ospedale fu salvo.

In quella struttura poco prima della guerra era stato costruito un Centro Trapianti di midollo con tutte le attrezzature necessarie.

Il responsabile era quello che sarebbe diventato il mio miglior amico nell'area mediorientale, il dottor Abdul Majeed Hammadi. *Abd* significa schiavo, quindi il suo nome significa «schiavo della maestà divina». Si firma ancora «il tuo schiavo».

Abdul Majeed ha caratteristiche caratteriali molto simili alle mie, poco incline a rispettare le regole se la missione lo richiede.

Il ferragosto del 2004 rubammo le chiavi della sala operatoria e con l'aiuto del dottor Alaa Makee, dall'aspetto celtico, tanto che all'inizio pensai che si chiamasse Al Mac Kee, espiantammo il primo midollo osseo della storia irachena da un paziente affetto da linfoma di Hodgkin recidivato.

Subito dopo iniettammo al paziente 200 milligrammi di Melphalan, farmaco molto attivo sul linfoma e dalla brevissima emivita.

Quella notte mi portai a letto la sacca con il midollo.

Fuori qualche colpo di arma da fuoco dimostrava che qualcuno spegneva una vita al prezzo di un proiettile, mentre noi spendevamo migliaia di dollari per salvarne un'altra.

Il giorno dopo, a ventiquattr'ore esatte dalla somministrazione del Melphalan, reinfondemmo il midollo al paziente attraverso un catetere venoso profondo.

Avevamo compiuto il primo trapianto di midollo autologo della storia irachena.

Avevo usato lo stesso protocollo, abbastanza semplice, per addestrare il personale degli altri Centri Trapianti di cui ero stato la levatrice: Samara in Russia e Belgrado in Serbia.

Uscii dall'ospedale alla ricerca di una pasticceria e rientrai in ospedale con dolcetti e bevande analcoliche.

Invitammo le autorità per celebrare il fatto compiuto e così Abdul Majeed divenne famoso e ovviamente, come si usa, bersaglio di critiche.

Il dottor Alaa Makee, già ospite di Abu Ghraib ai tempi di Saddam in quanto membro dei Fratelli Musulmani, divenne deputato per il Partito islamico sunnita.

Due giorni dopo organizzammo una cerimonia di celebrazione dell'evento e cercai i colleghi dell'ospedale italiano, che era finalmente stato trasferito entro il comprensorio della Città Medica per ragioni di sicurezza (si presero solo un missile in una stanza disabitata), ma non trovai nessuno.

Erano andati tutti a sud con il convoglio della CRI per rifornire gli ospedali dell'area sciita.

Durante quel viaggio fu rapito e ucciso il nostro Enzo Baldoni.

Seppi della tragedia da Fausto Biloslavo, che mi chiamò sul satellitare Thuraya per suggerirmi di nascondermi perché temeva che ci fossero ulteriori atti di violenza contro gli europei.

Io lo rassicurai, pur continuando a tenere il pollice esteso mentre facevo l'autostop: la mia macchina si era guastata alla periferia di Baghdad.

Nell'autunno del 2003 la mia attività di volontariato si era estesa anche al Sud dell'Iraq. Il solito problema di avere una base logistica sul posto portava inevitabilmente a entrare in contatto col nostro esercito di stanza a Nassiriya. C'era, però, un ostacolo ideologico che impediva al volontariato italiano di fare da «foglia di fico» alle scelte militari del nostro governo.

Praticamente tutto il volontariato italiano si era espresso contro l'impegno militare italiano in Iraq. Nessuno voleva collaborare con i nostri soldati di stanza a Nassiriya.

Io sarò pure comunista, ma non sono scemo.

Se un soldato italiano mi segnala una situazione critica in un ospedale nella sua zona, io non mi tiro indietro.

Un collega del Burlo di Trieste richiamato nell'esercito mi segnalò che l'ospedale pediatrico di Nassiriya era nei guai.

Ci andai una prima volta con un taxi da Baghdad.

Arrivati a destinazione passammo vicino all'edificio dove erano di stanza i carabinieri che avevo incontrato a Baghdad. Attorno al cortile alcuni giovani sembrava stessero raccogliendo delle pietre con l'aria minacciosa e dall'interno un carabiniere li osservava con l'espressione preoccupata.

Suggerii al mio autista di allontanarsi perché temevo ci fossero guai in arrivo.

Non sapevo che i guai sarebbero arrivati qualche settimana dopo e molto più gravi di quanto avessi potuto prevedere.

Quando i generali responsabili della missione a Nassiriya furono rinviati a processo per non aver impedito la strage, io intervenni con un articolo, pubblicato su «il Giornale», in cui difendevo il loro operato.

Certo si sarebbero potute rafforzare le difese attorno all'edificio e forse i nostri carabinieri non sarebbero morti, ma se c'è una cosa che contraddistingue il nostro impegno all'estero è proprio la mancanza di barriere fisiche tra i nostri e la popolazione locale.

I nostri soldati che ho incontrato a Tiro, in Libano, girano tra la gente quasi indifesi.

La loro difesa principale è la stima della popolazione locale, che tiene sotto controllo qualunque soggetto sospetto. I nostri blindati in Libano sono spesso seguiti da automobili dei servizi segreti di Hezbollah, che controllano che qualche cretino di fondamentalista non spari loro addosso.

La popolazione sciita di Tiro odia piuttosto i francesi, che girano su carri armati da cui non mettono fuori la testa.

La tragedia di Nassiriya è stata causata da elementi estranei al tessuto sociale della città; erano fondamentalisti venuti da fuori, per i quali il bene che i nostri soldati cercavano di fare non significava nulla.

Presi i primi accordi con i nostri uomini della base di White Horse, con la «lista della spesa» ritornai a Baghdad, da cui ripartii per Nassiriya con un furgone prestatomi dagli amici del Partito islamico, e pieno dei farmaci richiesti.

Diedi al direttore dell'ospedale di Nassiriya anche un satellitare con parabola, in modo da collegarlo con Al Mansour per tenere i contatti.

Non dimenticando di essere anche uno scienziato, volevo impostare un progetto di ricerca policentrico (Baghdad, Nassiriya, Baquba) sulla terapia della leishmaniosi viscerale con un farmaco registrato solo in India, il Miltefosine.

La *Leishmania donovani* è un protozoo trasmesso dalle «sandflies», moscerini che non volano più in alto di mezzo metro.

In India anche gli adulti se ne stanno mezzi nudi accovacciati per terra e così la malattia aggredisce tutte le età.

Gli iracheni sono più pudici e quindi quasi solamente i bambini si ammalano di questa malattia potenzialmente mortale.

Curiosamente pare che molti soldati americani si siano ammalati, mentre la leishmaniosi non ha praticamente coinvolto i nostri soldati.

Avrei voluto che questo farmaco sperimentale fosse somministrato in maniera «controllata», con una selezione centralizzata (randomizzazione) a Baghdad grazie ai telefoni satellitari.

Purtroppo la situazione sul campo precipitò.

Il fratello del direttore di Nassiriya rimase ucciso (spero non dai nostri), la sicurezza generale andò progressivamente peggiorando e la sperimentazione fallì.

Il farmaco a quel punto venne somministrato «in aperto» a tutti i pazienti che ne avevano bisogno, senza randomizzazione, i risultati mi furono riportati come soddisfacenti, ma non potei raccogliere dati utili per una pubblicazione scientifica.

Tu non ucciderai

Quando mi fu fortemente suggerito dalla DIGOS triestina di farmi un porto d'armi per risparmiare sulla scorta che stazionava da settimane sotto casa mia, mi trovai ad affrontare un dilemma: sarei stato capace di sparare a qualcuno?

Grazie ai nuovi amici del Poligono di Opicina, frazione di Trieste, studiai tutti gli aspetti della balistica, del munizionamento e dei tipi di pistola.

Come medico ero interessato allo «stopping power» di ogni arma, cioè la possibilità di fermare immediatamente un aggressore armato. Mi documentai per quanto possibile.

Oltre alle testimonianze di alcuni sceriffi americani che riferivano del tempo rimasto a vari criminali per sparare ancora dopo essere stati colpiti, come al solito i dati scientifici erano stati raccolti sugli animali.

Le povere capre di Strasburgo erano state colpite in piena attività al polmone destro, senza ledere il cuore o i tessuti nervosi. Il tempo per il quale avevano continuato a scalciare prima di cadere a terra era di decine di secondi, tempo sufficiente a un criminale o a un marito incazzato per sparare ancora.

La pistola che usano le nostre forze dell'ordine, la Beretta calibro 9, ha uno stopping power del 60 per cento, il che significa che se non si colpisce il cuore o il cervello l'aggressore ha una probabilità su tre di ammazzarci ancorché ferito a morte.

Il calibro più piccolo, il 7.65, che usano i killer della mafia, ha uno stopping power del 50 per cento, ma questi hanno più tempo per finire la vittima.

Il tempo di latenza dipende anche dalle motivazioni che spingono un individuo alla violenza: chi grida Allah Akhbar o pensa alle corna sue è probabilmente motivato a spremere le ultime risorse per completare il suo impegno omicida.

Sapere tutte quelle cose non mi aiutava a rispondere alla domanda: sarei stato in grado di sparare a un uomo?

Qualcuno ha detto: se non sei disposto a uccidere non tenere mai in tasca una pistola. Io mi sottoposi a settimane di autoipnosi per impormi a sparare a un essere umano.

Non è solo il problema di far del male a qualcuno che magari ha l'età dei miei figli, che ha una mamma e un papà. C'è anche il problema di chi si trova dietro al bersaglio. Anche se non si sbaglia mira tutti i proiettili sopra il calibro 7.65 sono in grado di trapassare un corpo umano e di uccidere qualcun altro.

Allora che faccio se mi sparano dentro a un autobus o in un cinema? Qui la risposta era facile: mi faccio ammazzare.

E in campo aperto? Ho pensato di sparare sempre in ginocchio verso l'alto, ma rimane il problema che un proiettile calibro 9 sparato con un'inclinazione di 60 gradi fa una parabola che lo può portare a uccidere a oltre un chilometro di distanza. Questo è il problema che non si pone il coglione che a Capodanno spara in aria, pensando che il proiettile raggiunga le stelle.

E poi il medico pensa ai tipi di ferite che riguardano i vari organi.

Nei western l'eroe viene colpito sempre alla spalla e poi si porta a letto la bella di turno. Nella realtà, a livello della spalla, oltre alla testa dell'omero che frantumata costa mesi di interventi ortopedici e di fisioterapia, passano delle arterie grandi come un dito che perdono litri di sangue in pochi minuti e un plesso nervoso di grandi dimensioni che garantisce la paralisi di vari muscoli del braccio.

Un mio amico che piazzava linee elettriche in Iraq ha passato una vita d'inferno dopo che una pallottola curda, ai tempi di Saddam, gli aveva trapassato il plesso brachiale.

Alla fine di tutte queste elucubrazioni prive di un senso pratico, in Iraq mi sono davvero trovato nella situazione di mettere in pratica le basi teoriche.

Un pomeriggio afoso del 2004, nel quartiere di Al Adhamiya, entrò nel giardino della villa in cui vivevo un tipo molto agitato che si mise a gridare contro gli ebrei che contaminavano la sacra terra dell'Iraq.

In effetti, tutti gli arabi cui ho chiesto di che etnia paresse la mia faccia mi hanno risposto: giudeo sputato.

Una mia vicina, quella mammina amorevole che tra gli orsacchiotti dei bambini teneva sempre un kalashnikov, cercò invano di convincerlo che io non ero israeliano.

Io stesso, con le mani sulla patta dei pantaloni, mi offrii di mostrare che non ero circonciso, ma qui fu la mia vicina che mi minacciò di morte.

Mentre mi allontanavo cercando di mettermi alla larga dai guai, quel disgraziato estrasse una pistola e sempre gridando le lodi di Allah si mise a sparare.

Io avevo comprato una pistola Llama calibro 7.65 da un tassista (ho messo questo acquisto sul conto del contributo del «Giornale» per questa missione, sulla posta di bilancio del progetto «sicurezza») e la tenevo sempre in tasca. La puntai sullo sparatore mirando con attenzione al «bersaglio grosso» (torace e addome), vista la distanza di circa 20 metri che mi impediva di mirare su una parte non letale del corpo.

Il dito sul grilletto, la mano sempre più sudata. Sentii almeno tre colpi del mio aggressore.

Mentre mi passavano nella mente le solite idee sulla sua mamma, sui suoi eventuali figli, eccetera eccetera, mi resi conto che stava mirando a casaccio e le sue probabilità di colpirmi erano bassissime.

I colpi mi passavano alti sopra la testa.

La pressione del mio indice sul grilletto si allentò, finché abbassai l'arma. Lui smise di sparare.

La vicina appoggiò il kalashnikov e gli si avvicinò convincendolo a lasciar perdere. Poco dopo entrava a casa mia scusandosi per l'equivoco. Brindammo con acqua minerale alla nuova amicizia.

Ancora oggi io sono fiero di aver evitato di uccidere un uomo, in un momento in cui sarei stato giustificato per l'atto. Sono orgoglioso di quella scelta maturata in una frazione di secondo, quanto per i mesi e gli anni in cui ho fatto le mie scelte per i trapianti e le cellule staminali.

Palestinesi in Libano

Nel 2009 tornai in Libano, dove avevo lasciato qualche amico, ricordo delle precedenti missioni. C'era per esempio Nada, sunnita comunista atea, che mi sollecitava a fare qualcosa per i campi profughi palestinesi. Sottolineando che conosceva il campo più pericoloso del Libano, riuscì a convincermi.

All'epoca la mia Regione era governata dal centrosinistra e l'assessore alla Cooperazione Internazionale era un mio amico. Quindi mi fu relativamente facile ottenere un finanziamento per il campo di Ayn al-Hilweh, Fontana della Bellezza, vicino a Sidone.

Neanche il più feroce salafita mi spaventa più dei moduli che bisogna riempire per chiedere un contributo regionale; non parliamo della documentazione che bisogna portare poi quando la missione è finita.

Il Centro Servizi Volontariato della Regione era diretto da un altro mio amico, Dario Mosetti, consapevole del mio handicap per la burocrazia, ed ebbi anche il suo sostegno per riempire i moduli.

Quindi la mia associazione, ASIT (Associazione Volontariato Internazionale Trieste), ottenne circa 30.000 euro per il progetto «Diritti dei bambini del campo di Ayn al-Hilweh».

I diritti di un bambino sono tanti: quello di mangiare a sufficienza, di essere curato come si deve, di avere una casa, una scuola... 30.000 euro per i diritti di migliaia di bambini chiusi dentro al peggior campo profughi del Medio Oriente sono una goccia nel mare; comunque con l'aiuto di Nada cercai di fare del mio meglio.

Ad Ayn mi resi conto che le prime vittime dell'integralismo salafita sono proprio i palestinesi.

Gli amici di Al Fatah mi dissero che molti criminali comuni dopo una rapina, inseguiti dalla polizia libanese, usavano rifugiarsi dentro al campo. Lì si facevano crescere la barba e gridavano «Allah Akhbar». Erano di una ferocia terribile; uno di loro, fuggendo dopo aver assassinato un palestinese moderato, aveva perso dalle tasche delle bustine di cocaina.

Ad Ayn al-Hilweh almeno 50.000 palestinesi vivono in un chilometro quadrato. Le autorità libanesi vietano l'ingresso di materiale da costruzione, e le famiglie vivono accatastate le une sulle altre su edifici fatiscenti. Nelle stradine il cielo è oscurato dai fili elettrici ingarbugliati che collegano le case e talvolta penzolano pericolosamente. Per quei cavi alcuni bambini sono rimasti folgorati.

L'inevitabile endogamia del campo ha fatto aumentare spaventosamente il numero delle malattie genetiche nei bambini. Io ero interessato particolarmente a quelli con anemia mediterranea, la talassemia, visto che questa malattia è curabile con un trapianto di midollo. Ho visto bambini che avevano anche due malattie genetiche gravi contemporaneamente. Uno di loro aveva sia la talassemia che l'emofilia, la malattia della coagulazione che aveva il figlio dello zar. C'erano anche casi di «anemia falciforme», malattia dei globuli rossi più frequente negli africani, e che in qualche caso merita un trapianto di midollo.

Per alcuni bambini del campo avevo ordinato decine di pompe da infusione per la terapia «chelante» del ferro che le trasfusioni mensili apportano in eccesso all'organismo e che, ingolfando fegato e cuore, rappresenta il fattore limitante la sopravvivenza al di là della pubertà.

In una missione successiva, ho finalmente visto su un tavolo un cumulo di pompe da infusione. Alcune decine di bambini palestinesi, pur non potendo essere sottoposti a trapianto di midollo, ebbero un'aspettativa di vita di qualche anno in più.

Per cercare di sottrarre almeno alcuni bambini all'integralismo salafita, che offre loro un ideale e un'arma da fuoco, ho finanziato una scuola di fotografia con concorso finale.

Alla fine i soldi sono finiti e ho concluso la mia avventura palestinese con il trasferimento a Trieste di un bambino talassemico, il cui fratellino era risultato compatibile per un trapianto. Il costo di 58.000 euro, insostenibile per una famiglia palestinese, fu sostenuto dal dottor Merchán, un amico dirigente di PDVSA, Petróleos de Venezuela, che ho conosciuto durante i miei viaggi in Venezuela come consulente delle autorità per la costruzione di un centro pubblico di trapianti di midollo che dovrebbe concretizzarsi nell'ospedale universitario di Maracaibo. Alla fine il bambino è tornato guarito nel suo campo profughi. I palestinesi hanno intitolato a Hugo Chávez una via del campo.

La vita dei palestinesi è intollerabile, anche in Libano, in cui tutto sommato non rischiano (non tutti gli anni) di essere bombardati dagli israeliani.

Stare tutta una vita in una prigione a cielo aperto, con la stantia promessa che un giorno torneranno a casa in Palestina, non può che far impazzire un'intera generazione. Il fatto stesso che l'Autorità Palestinese abbia il diritto di mantenere l'ordine dentro al campo e di detenere armi, almeno individuali, non garantisce assolutamente la sicurezza dei singoli palestinesi dalla violenza salafita. I criminali comuni mascherati da integralisti – i veri integralisti di Jund al-Sham e Fatah al-Islam sono incontrollabili – sono pronti a sparare in qualsiasi occasione.

Mi domando se i palestinesi non si sentirebbero più sicuri se il campo fosse aperto e il ruolo di controllori della sicurezza fosse attribuito alla polizia libanese. L'ostacolo principale, oltre alla paura di sperimentare di nuovo la ferocia dei falangisti libanesi, sta nella determinazione della gerarchia palestinese, fermamente attaccata alle posizioni di potere e privilegio. Non so quanto del denaro che arriva da diversi Paesi per i palestinesi giunga realmente alla povera gente. Quando un partito sta al potere più di vent'anni è fisiologicamente inevitabile che si crei un diffuso sistema di corruzione.

Capitolo Quinto

Corno d'Africa

Le punte del tracciato dell'attività cardiaca continuavano ad alzarsi sullo schermo del monitor con l'ostinazione e l'orgoglio del piccolo cuore che si rifiutava di fermarsi, nonostante l'arresto del respiro.

«La saturazione d'ossigeno è del 20 per cento.»

L'infermiera fissava lo schermo ripetendo meccanicamente a voce quegli inutili dati.

Avrei voluto ordinarle di smetterla, ma mi rendevo conto che quello non era che un meccanismo di difesa per resistere a una tragedia che aveva vissuto cento volte, ma a cui non si voleva abituare. Avrei voluto anch'io continuare a fissare solo lo schermo, ma il dovere m'impose di spostare lo sguardo sul corpicino.

Il torace non si muoveva più. Le unghie erano bluastre.

Fedele ai rituali medici, gli palpai il polso e poi gli auscultai il torace.

«Il saturimetro non rileva più nulla.»

I picchi del QRS sul tracciato divennero meno regolari. Ci furono delle pause di alcuni secondi, qualche onda larga e finalmente la resa dell'attività elettrica cardiaca con una lunga linea continua.

L'allarme suonò lugubre e l'infermiera spinse vendicativa una serie di pulsanti per farlo smettere.

Era tempo di guardare negli occhi la madre, seduta col busto adagiato sulla sponda del letto, fino ad allora col viso affogato nelle lenzuola vicino al corpo del suo bambino. La donna alzò la testa e guardò suo figlio e poi me.

«Ora griderà, oddio, non posso sopportarlo. No, non ancora una volta.»

«È m...» Le mie labbra si misero a vibrare sulla «m» e non ce la feci a dire «morto».

Un terribile nodo in gola mi impedì di parlare e appoggiai una mano sulla spalla della donna. Questa mi fissò negli occhi ed emise un lungo sospiro, che finì con un lamento sommesso. Riprese fiato e ululò come un animale ferito, buttandosi sul corpo del bambino.

Rinculai verso la porta della stanza e uscii quasi di corsa. Mi sentivo un codardo, a lasciare l'infermiera da sola nella stanza, ma il mio lavoro finiva lì.

Nell'antisala del blocco sterile del Centro Trapianti la cartella clinica del bambino stava aperta sul tavolo. Riuscii a darmi un contegno di fronte alle infermiere che stavano spingendo altre donne nelle loro stanze e si apprestavano a dar man forte alla collega che cercava di consolare la mamma del bambino morto.

Con gli occhi asciutti mi sedetti al tavolo e compilai con cura le ultime note sulla cartella.

«Ore 14.35. Arresto respiratorio seguito da arresto cardiaco. Non sono servite le manovre rianimatorie. Se ne constata l'avvenuto decesso.»

Dentro la cartella c'era già la Cedola di Morte, che la caposala previdente aveva inserito.

Causa iniziale: leucemia linfatica acuta.

Causa intermedia: malattia da rigetto contro l'ospite, insufficienza epatica.

Causa finale: polmonite interstiziale, arresto cardio-respiratorio.

Firmai in esteso il foglio in triplice copia, ci apposi il mio timbro.

Rimasi a guardare quello stupido foglio che chiudeva la vita di un bambino, che aveva sperato che io lo guarissi con un trapianto. Fuori dal mio campo visivo ombre bianche si muovevano verso la stanza da cui uscivano le grida della madre.

Alla fine mi alzai con la cartella in mano. La scagliai contro il muro.

Mentre i fogli danzavano ancora nell'aria sterile del reparto, corsi fuori e riuscii a chiudermi nella mia stanza prima di mettermi a piangere.

Fuori dalla porta i miei collaboratori aspettavano che uscissi. Non dovevano vedermi in quelle condizioni e mi diedi qualche minuto per ricompormi.

Aprii la posta elettronica sul mio computer. C'era un messaggio: «Ehi, Marino, che ne diresti di andare a Mogadiscio? Tusio de Juliis».

Mogadiscio

Tusio è un comunista incazzoso e sempre incazzato (soprattutto col centro-sinistra abruzzese), che come me scarica la rabbia in posti in cui non ci sono villaggi turistici. Avevamo passato molti giorni assieme in Iraq, e ora mordeva il freno per andare in Somalia.

I lettori avranno la possibilità di leggere questa storia da un'altra angolazione, dal momento che anche Tusio sta per pubblicare le sue memorie, dal titolo *Angeli, ladri e figli di puttana.*

Aspetto con preoccupazione di vedere a quale tipologia mi assocerà.

Tusio aveva conosciuto Aisha, una ginecologa di buona famiglia, con rapporti importanti con le autorità del posto.

Così nella primavera del 2006 mi trovai su un aereo che da Gibuti mi portava a Mogadiscio. Con noi Maurizia Bonvini, una giornalista free-lance, e Claudio Tommasini, ora da qualche parte in Asia a inseguire i suoi sogni.

L'aereo era un quadrimotore a elica come quelli che si vedono nei musei dell'aviazione, con sedili privi di cinture, qualche dettaglio preoccupante degli interni, ma comunque in grado, almeno per quella volta, di decollare, volare e atterrare.

Eravamo attesi da persone importanti e armate, e le pratiche d'immigrazione (un breve litigio con un vecchietto che voleva soldi per il visto d'ingresso) si svolsero rapidamente sotto un albero.

Provai per la prima volta a viaggiare sotto scorta: la macchina che ci portava era preceduta da un pick-up da cui uscivano più canne di kalashnikov che corna da un cesto di lumache.

Aisha era un medico noto, moglie di un personaggio rispettato dalle fazioni che allora si dividevano Mogadiscio. La casa in cui ci ospitò era grande, con un giardino circondato da mura. Alcuni ragazzi armati soggiornavano stabilmente sotto una tettoia. Non ho capito se fossero la scorta armata che proteggeva abitualmente una famiglia facoltosa, oppure delle guardie del corpo assoldate per l'occasione per proteggere gli unici europei presenti in quei giorni a Mogadiscio.

Mi resi conto con un po' di apprensione che noi quattro eravamo un boccone prelibato per ogni potenziale assassino di infedeli o rapitore presente in città.

Credo ancora, come ho creduto a Baghdad o in Afghanistan, che il 99 per cento della gente sia per bene e abbia simpatia per lo straniero che viene a curare i bambini del luogo, ma uno su cento basta e avanza.

A me una sola pallottola su mille è già sufficiente a rovinarmi la giornata.

Aisha ci fece incontrare la crema intellettuale della Somalia, docenti universitari e il governatore della regione. Le persone istruite parlavano ancora italiano e avevano nostalgia per un Paese che li aveva dimenticati.

Il rettore dell'università di Mogadiscio, Mohammed Addad Arsame, mi disse che l'Italia concedeva più facilmente il visto a signori della guerra analfabeti che a docenti universitari che volevano partecipare a un congresso scientifico.

C'era un popolo che ci voleva ancora bene e noi lo abbiamo ignorato e lasciato al suo tragico destino.

Nel 2006 il governo era in mano alle cosiddette Corti Islamiche, fazione islamica moderata che cercava di mettere ordine nel Paese. Erano arrivati perfino a garantire la proprietà privata istituendo il catasto. Era vietato girare armati per Mogadiscio (impensabile prima) e una donna somala poteva essere ragionevolmente sicura che suo marito e i suoi figli sarebbero ritornati vivi la sera.

Allora pensai che ci fosse un futuro per la Somalia.

Poi arrivarono gli etiopi sostenuti dagli USA, e i crociati cristiani distrussero tutto. Ovviamente quando gli americani o i loro alleati si ritirano, arrivano gli integralisti islamici.

Aisha mi portò a visitare l'ospedale SOS attraversando quello che era stato il check-point Pasta, noto alle cronache per la battaglia che i soldati italiani avevano dovuto sostenere.

Ebbi lo spunto per telefonare da lì al mio amico già ufficiale degli Alpini, che era stato ferito proprio lì da un proiettile sparato da un ragazzino. Il colpo era stato fermato dal giubbotto antiproiettile, per fortuna. Se l'era cavata con uno svenimento per l'impatto.

All'ospedale fummo accolti da suor Leonella, un donnone più largo che alto, che mi portò a visitare i reparti di quello che era un ospedale modello per la città.

Io e Leonella ci siamo dati del tu dopo pochi minuti, come colleghi che si conoscono da anni.

In Africa anche gli ospedali hanno bisogno di un tetto, ma le pareti non sono necessarie. Sotto ampie tettoie i bambini giacevano anziché su lettini, difficilmente lavabili vista la patologia intestinale prevalente, su tavoli alti più di un metro. Le madri li assistevano in piedi, controllando con competenza che le fleboclisi non si staccassero. Tra tanto dolore il clima sembrava sereno.

Mi vergognai della mia ignoranza davanti a casi di bambini in cui mancai clamorosamente la diagnosi, consolato da una pacca sulla spalla di Leonella, tanto più esperta di me in malattie tropicali. Vidi per la prima volta nella mia vita quanto avevo studiato solo sui libri: il Kwashiorkor, la terribile malattia da denutrizione proteica che non devasta solo i muscoli dei bambini: la pelle si stacca come per un'ustione. Non avevo mai visto, né avrei visto in altre parti del mondo, casi di denutrizione così estremi.

Le suore, come i preti, che operano nelle missioni africane sono molto distanti dal modello di religiosi che noi atei, forse a torto, consideriamo fuori dalla realtà moderna.

Leonella e gli altri religiosi che ho incontrato in Africa o in Asia sono personaggi eccezionali, che mi hanno arricchito umanamente pur non essendo riusciti a convertirmi.

Una suorina magra mi raccontò che quando era stata rapita da alcuni somali, l'avevano liberata le donne del quartiere: avevano circondato la casa in cui era tenuta prigioniera ed erano rimaste lì finché la suora non era uscita. Gagliarde le donne somale.

È curioso che nella mia vita di ateo convinto ci siano tante figure di riferimento che fanno parte della Chiesa.

Io non credo in Dio né nei Santi, ma faccio quello che posso per testimoniare che suor Leonella Sgorbati merita da morta almeno la canonizzazione.

Non so se abbia perdonato quel disgraziato integralista che nel settembre del 2006 le ha sparato nella schiena, non m'interessa niente che qualcuno dichiari che sognandola ha ottenuto una guarigione prodigiosa.

Leonella è stata una figura gigantesca che mi onoro di aver conosciuto anche solo per poche ore; converrebbe alla Chiesa avere come beati da onorare personaggi di riferimento come lei, uccisa a Mogadiscio mentre dava dell'Occidente e della Cristianità l'immagine più pulita.

La risorsa principale della Somalia sono gli orfani.

Sono migliaia, disperati e bellissimi. Possono essere usati per formare altri combattenti armati per la Jihad, oppure per lo sviluppo del Paese.

Oggi ricordo le visite agli orfanotrofi, e penso a quanto poco io sia stato utile a quei bambini. Sono centinaia di occhi scuri, pozzi profondissimi in cui affoga ancora la mia coscienza di grasso europeo, e che tornano ancora nei miei sogni. Non sono gli unici, e le manine che sembrano tirarmi giù all'inferno sono anche bianche.

Ci sono tante cose che avrei dovuto fare.

Insieme a Tusio avevamo messo a punto un progetto per ridurre il numero delle mutilazioni genitali femminili in Somalia. Pochi sanno che tale orribile pratica non è islamica, ma ha le sue radici nell'antico Egitto. Infatti, la forma più completa della mutilazione si chiama ancora Faraonica. Una base razionale potrebbe derivare dalla consapevolezza che, in una piccola comunità come quella di una carovana nel deserto, un rapporto sessuale non certificato da un matrimonio potrebbe causare uccisioni e disgregazione della comunità.

Quello che è certo è che il Profeta (che Allah lo benedica) non prevedeva questa pratica, che quindi un buon musulmano dovrebbe rinnegare.

Iniziammo a pensare a un progetto che prevedesse il coinvolgimento delle autorità religiose locali, delle ostetriche, ma ogni crociata richiede dei fondi e noi non li trovammo.

Impostai anche un progetto di prevenzione della morte infantile da malaria con un farmaco prodotto da una variante cinese dell'artemisia.

Un gran numero di scatole di Artemisinina furono assegnate al marito di Aisha, che ne organizzò la distribuzione nei mesi successivi. Nell'anno seguente la mortalità infantile da malaria, nel paesino di Jambalul, crollò in maniera significativa, grazie alla somministrazione mensile di una sola pillola di Artemisinina. Un bel risultato scientifico e magari umano, ma tutto divenne irrilevante dopo l'invasione etiopica, che lasciò in quei villaggi corpi inanimati e capanne bruciate.

Al momento di ripartire dopo quel primo viaggio in Somalia ero certo che sarei tornato presto. Il momento dell'addio è difficile e addirittura straziante in Africa. Ci salutammo con gli amici giurando che ci si saremmo ritrovati. Ma non è andata così.

L'ultimo ricordo è l'attesa, al check-in dell'aeroporto sotto un albero: si protrasse abbastanza a lungo da permettere ai piloti ucraini di superare la sbornia e di riuscire almeno a camminare. La lunga esperienza di volo in condizioni estreme e l'assuefazione all'alcool garantì un aereo senza stress fino a Gibuti, da dove prendemmo un viaggio «regolare».

Il mal d'Africa durò a lungo, con una terribile nostalgia per quello e quelli che avevo lasciato. Passavo le ore a riguardarmi le foto dei bambini che avevo promesso di curare in Italia, ma alla fine dovetti arrendermi per mancanza di fondi.

Chissà se qualcuno ha mai operato il bambino con due peni che avevo proposto al nostro chirurgo del Burlo. Come tante volte, faccio un po' di bene, ma lascio dietro di me promesse non mantenute. Non riesco a perdonarmelo.

Darfur

Ogni progetto di assistenza umanitaria prevede necessariamente una base economica.

Nel corso di questi anni ho lavorato con diverse associazioni senza che questo mi impedisse di fare ricorso al mio personale conto in banca per fare fronte a emergenze di ogni tipo e di ogni genere. Sia io che mia moglie peschiamo dal nostro conto corrente che «piange» abitualmente. Non so ancora chi abbia speso di più, se io per andare nei Paesi in guerra o mia moglie per l'assistenza ai bambini stranieri che passano per Trieste.

Nessuno dei due si permette di sindacare sulle spese dell'altro, e il risultato è economicamente devastante.

Per capire la psicologia di mia moglie, quando io affermo che un'Audi 6 costa circa 58.000 euro, lei ribatte inorridita: «Ma è quanto costa un trapianto di midollo per un bambino albanese!».

Se anche provassi a citare il prezzo di una 500, lei ricorderebbe il costo di un ciclo di chemio per un leucemico. È anche per questo che io giro da sempre con automobili scassate tenute in vita ai limiti dell'accanimento terapeutico.

La gente per strada, a Trieste, mi ferma frequentemente per «ringraziarmi per quello che faccio per i bambini». I più ignorano che io sono più che altro un prestanome, mentre chi lavora sul serio è Ariella.

Il Darfur era al di fuori della mia portata, ma un giorno la SPES, associazione umanitaria triestina diretta da Marcello Gaspa, mi offrì la possibilità di andarci.

Marcello Gaspa, già ufficiale di Marina, era riuscito a entrare in contatto con Barbara Contini, responsabile della Cooperazione Italiana per il Darfur.

A me Barbara Contini ricordava l'occupazione europea dell'Iraq, quando era stata nominata dagli inglesi governatore della provincia di Dhi Qar. Per me era una sorta di Quisling imposto a un Paese occupato da forze straniere.

Devo ammettere che, incontrandola di persona, ho cambiato (parzialmente) opinione su di lei. Io apprezzo il coraggio e l'intelligenza, e Barbara li possiede entrambi.

In un incontro a Trieste mi offrì la possibilità di soddisfare il mio sogno di lavorare in Darfur. E mi offrì pure uno stipendio. Perfino mia moglie sosteneva l'opportunità di questa scelta, forse pensando a quanti bambini avrebbe fatto curare con i soldi che avrei guadagnato.

Il progetto della Cooperazione Italiana prendeva le mosse dal finanziamento ottenuto grazie alla raccolta fondi della 55ª edizione del Festival di Sanremo (quello dei *Bambini fanno oh*). Io non ho mai guardato Sanremo, ma in quell'occasione mi sono messo davanti alla tivù.

Questi fondi sarebbero stati utilizzati per la costruzione e la gestione di Avamposto 55, in omaggio all'edizione di Sanremo, alla periferia della città di Nyala, capitale del Darfur occidentale.

Io sarei stato il direttore sanitario del progetto, anche durante la costruzione della struttura.

Nel 2005 il rapporto col mio ospedale era critico e, come da anni periodicamente, stavo decidendo che la misura era colma; le frustrazioni stavano diventando insopportabili.

Il Burlo Garofolo, il miglior ospedale d'Europa, quello che col professor Panizon ha insegnato a tutti i pediatri italiani l'umanizzazione delle cure, dava chiari segni di quella decadenza che oggi è sotto gli occhi di tutti.

Mi si offriva di lasciare per sempre la mia «creatura», il Centro Trapianti, attraverso un'aspettativa di un anno cui sarebbe seguita la richiesta del prepensionamento. La scelta era terribile, ma in quei giorni, come in tanti altri, rischiavo di schiattare per infarto o di ammazzare qualcuno (non intendo un paziente).

Accettai l'offerta di Barbara, firmai un contratto di consulenza col ministero degli Esteri, che mi fornì addirittura di un passaporto blu «di servizio», ed essendo ormai un funzionario di alto lignaggio ebbi anche diritto a un viaggio in prima classe sull'aereo (vergogna!).

Scendevano in Darfur con me Marcello Gaspa, presidente della SPES, e Carlotta, amministratrice del progetto.

Prima di partire mi ero documentato sulla situazione in Darfur, un luogo che quasi nessuno saprebbe indicare sulla carta geografica, e quando misi piede nel Paese sapevo le cose principali.

Il Sudan è uscito dalla terribile guerra civile degli anni Ottanta con un numero di vittime che ricorda quelli delle guerre europee. Pacificato il Sud, è ripreso però uno stato di guerra nell'Ovest, al confine con il Ciad.

Storicamente in Sudan si sono affrontate la cultura araba dominante e quella africana «nera», fin dai tempi del colonialismo inglese. In realtà, per un europeo il colore della pelle di arabi sudanesi e africani è sempre «nero»; non aver notato le differenze somatiche tra arabi e africani mi è costato qualche malumore tra gli arabi con cui sono entrato in contatto.

Il Sudan è un modello importante per analizzare cosa sia stato il colonialismo in Africa. Noi pensiamo ovviamente che il colonialismo sia stato sempre di pelle chiara, mentre il comportamento degli arabi scuri di pelle non è stato meno disgustoso di quello europeo.

In Sudan gli inglesi opprimevano gli arabi, che si sono rivoltati con successo al tempo del Mahdi. Ma gli arabi che lottavano per la libertà a loro volta opprimevano gli africani, considerandoli una razza inferiore.

Come al solito i ruoli di oppressori e oppressi sono intercambiabili.

Il Sudan indipendente ha continuato a discriminare gli africani e questo è costato almeno due milioni di vite nella guerra tra Nord e Sud.

Negli anni Ottanta gli arabi sono stati sostenuti dal Patto di Varsavia, mentre l'Occidente armava gli africani. Ai tempi della Guerra Fredda le forniture di armi pesanti furono tali da permettere massacri indescrivibili sul campo di battaglia.

Le operazioni di genocidio non ebbero nulla da invidiare a quanto abbiamo fatto noi europei.

La mia suora preferita rimase in Sudan anche durante la guerra tra Nord e Sud e ricorda l'episodio in cui gli arabi costrinsero migliaia di profughi africani a entrare nei vagoni di un treno cui diedero poi fuoco.

NATO e Patto di Varsavia non intervenivano certo per motivi umanitari; era una delle tante guerre «mediate» di quegli anni. Manco a dirlo, la maggior parte del petrolio sudanese si estraeva al Sud.

Risolto con l'indipendenza del Sud il conflitto più sanguinoso, rimase in Sudan il problema dell'Ovest.

Qui diverse tribù africane sono in guerra col potere centrale. Come sempre è difficile dire chi abbia ragione e chi abbia torto, ma in linea di massima l'opinione generale è che sia il governo centrale di Karthoum a violare i diritti delle popolazioni autoctone del Darfur.

È in corso un progetto abbastanza chiaro di delocalizzazione di intere tribù africane con il sistema del terrorismo attuato dai Janjaweed (forse traducibile in «armata a cavallo»), predoni arabi che attaccano sistematicamente i villaggi. Gli abitanti sono così costretti a cercare rifugio nei giganteschi campi profughi gestiti dalla Cooperazione Internazionale e difesi dai soldati dell'Unione Africana.

Come in tanti attuali teatri di guerra, le origini del male possono essere attribuite agli europei.

Gli inglesi concessero un'autonomia al Darfur nel 1916, ma poco dopo lo invasero, deposero il sultano Ali Dinar, troppo vicino al nemico ottomano, e imposero l'annessione al Sudan. Il governo coloniale prima e quello arabo poi continuarono una politica di discriminazione per l'area occidentale del Paese, investendo tutte le risorse nell'area orientale bagnata dal Nilo Azzurro.

Gli abitanti della più fertile valle del Nilo, già beneficiari della maggior parte degli investimenti inglesi, perseverarono nell'errore anche dopo l'indipendenza conquistata nel 1956.

Il conflitto comincia nel 2003 con una serie di vittorie dei ribelli che arrivarono perfino a distruggere il campo d'aviazione di Al Fasher con gli aerei governativi. Il governo, ancora in parte impegnato sia a sud che ai confini con l'Eritrea, col problema di trasferire le truppe in un Paese vastissimo, quasi privo di vie di comunicazione, si trovò nei guai e quindi lasciò mano libera ai predoni, per il lavoro «sporco».

A metà del 2003 i ribelli vinsero 34 scontri su 38.

A questo punto il governo modificò la propria strategia.

Dato che l'esercito continuava a subire sconfitte, l'azione di guerra passò nelle mani di tre nuclei distinti: l'Intelligence militare, l'Aeronautica e le milizie Janjaweed, su cui il governo si era appoggiato una prima volta per reprimere una rivolta dei Masalit scoppiata tra il 1996 e il 1999.

I Janjaweed furono collocati al centro della nuova strategia per contrastare la rivolta.

In Darfur furono fatte affluire risorse militari e i Janjaweed furono affiancati come forza paramilitare, muniti di attrezzature per la comunicazione e artiglieria. La scelta fu un successo dal punto di vista militare, ma un orrore dal punto di vista umanitario.

Le milizie Janjaweed, meglio armate, volsero velocemente la situazione a proprio favore. Nella primavera del 2004, diverse migliaia di persone vennero uccise e almeno più di un milione cacciate dalle proprie case, causando una grave crisi umanitaria nella regione.

L'Unione Africana (UA) formò una Commissione per il cessate il fuoco (CFC), al fine di controllare l'osservazione degli accordi che venivano periodicamente stilati e violati.

La portata della crisi lasciava temere un imminente disastro, mentre il segretario generale delle Nazioni Unite, Kofi Annan, avvertiva che il rischio di genocidio era una spaventosa realtà in Darfur.

Il 10 luglio 2005 l'ex leader della SLA (Esercito di Liberazione del Sudan), John Garang, venne nominato vicepresidente del Sudan, ma il 30 luglio 2005 perse la vita in un incidente aereo che ovviamente diede motivo di sospettare un assassinio politico. La sua morte provocò conseguenze a lungo termine e, nonostante i progressi nel settore della sicurezza, i dialoghi tra i vari gruppi di ribelli nella regione del Darfur sono avanzati lentamente.

Il 5 maggio 2006 il governo del Sudan ha firmato un accordo di pace con la SLA, respinto però da altri due gruppi.

Questo avvenne dopo la mia missione.

Ci stabilimmo a Nyala, dove la vita è stata, per noi, relativamente confortevole.

Ogni giorno andavo in bicicletta (modello cinese, molto scomoda) all'ospedale in costruzione e nelle stanze già pronte visitavo circa cento bambini al giorno.

Durante il percorso in bici, alcuni ragazzini gridando qualcosa come «kawaja» (infedele) mi lanciavano sassi ridendo, giocando ai palestinesi. Le piccole canaglie ridevano di meno quando, in ospedale, mi vedevano con la siringa in mano. Dividevo le visite fra tre stanze con due collaboratori indigeni; io correvo da una stanza all'altra cercando di sfoltire la fila interminabile di mamme in attesa.

L'infermiere che lavorava con noi si rifiutava di lavare i bambini, coperti di polvere e croste.

Diceva: «I am the assistant of the doctor». È abbastanza normale che un povero diavolo, quando raggiunge un certo livello sociale, si rifiuti di fare qualsiasi cosa che lo faccia scendere dal pur basso piedistallo su cui è faticosamente salito.

Da noi si dice: «Quando una merda monta sullo sgabello pensa di puzzare di più».

Così quando un bambino entrava, io lo strappavo dalle braccia della madre e lo mettevo sotto il rubinetto e lo insaponavo mostrando alla madre come si fa. Gridavo qualcosa come: «Mai wa sabun», acqua e sapone. Poi cominciavo a visitarlo.

Il delirio di un'attività tanto frenetica mi rendeva probabilmente odioso ai miei colleghi arabi. Innanzi tutto li avevo offesi scambiandoli per africani (neri uguali), poi gridavo di continuo ogni volta che vedevo che rallentavano le visite. La sera ero sfinito con sudorazione fredda e nausea, come per astinenza da anfetamine.

Uscivo barcollando e magari rischiavo di beccarmi un secchio di vernice sulla testa dalle impalcature dove lavoravano gli operai guidati da Marcello.

Tragedia e commedia a volte camminano insieme.

Una volta un Iman del posto, dopo avermi ringraziato per quanto facevo per i bambini di Nyala, mi fece un regalo imbarazzante. Quando mi misi alla guida del mio Toyota, sentii sul collo l'alito del montone che mi avevano messo di nascosto in macchina. Girandomi di colpo e trovandomi a pochi centimetri dal suo muso per poco non mi venne un accidente. Non era davvero una bellezza.

Arrivati a casa, i miei amici ci accolsero con un entusiasmo spiegato dal coltello che uno si mise ad affilare.

Il pecorone era molto affettuoso e mi spingeva col muso alla ricerca di affetto. Disperato fuggii con lui in macchina, chiedendo asilo ai frati comboniani.

Il frate, noto soprattutto per essere riuscito a coltivare radicchio sulla sabbia del giardino, accettò un contratto di 50 euro al mese per tenere a pigione il mio montone. Così l'unica adozione a distanza che feci in Africa fu a favore di un montone.

Il venerdì islamico l'ospedale chiudeva.

Io non ho mai rispettato una festività cristiana (avrei ancora 1000 festività non godute da recuperare), figuriamoci una islamica.

Prendevo allora un pick-up col retro pieno di farmaci e andavo al campo profughi di Intifada.

Qui venivo assalito da una torma di bambini che mi saltavano letteralmente addosso per mostrami le infezioni cutanee da cui erano quasi tutti affetti.

Quasi seppellito dai bambini spalmavo creme antibiotiche e antimicotiche su quei poveri corpicini.

Alla fine dal pick-up uscivano anche i regali, saponette e biscotti.

La malaria è un problema serio in Darfur, e noi avevamo a disposizione i derivati dell'Artemisinina e la Meflochina. Quest'ultima produce vertigini e una certa voglia di morire; la riservavo agli uomini, che tanto non avevano niente da fare, se non discutere della politica mondiale.

Alle donne davo la più costosa Artemisinina, che non dava disturbi, permettendo così loro di lavorare e accudire i figli.

All'inizio del racconto parlo del mio ambulatorio all'aperto nel campo profughi, sotto una tettoia di paglia con una sedia e un tavolino. Lì le mamme mi presentavano problemi di salute anche molto seri, e io non avevo i mezzi per salvare tutti.

Forse l'aiuto più importante che ho potuto offrire è stato la cura della denutrizione. La Cooperazione Italiana, che evidentemente non aveva letto le pubblicazioni in cui si sconsiglia di mandare in Africa latte in polvere, aveva speso una montagna di soldi per l'acquisto di latte in polvere per lattanti.

Anche il medico africano più scemo sa che l'allattamento artificiale è un pericolo letale per i bambini, visto che l'acqua con cui andrebbe diluito è sempre contaminata. Lì ho raggiunto il compromesso di far mettere la polvere di latte nel tè, che garantiva la sterilità, e nei villaggi il tè non mancava.

L'abilità diplomatica di Barbara Contini aveva raggiunto il risultato di permetterci di passare anche dalla parte dei ribelli.

Quando Barbara viaggiava, aveva con sé due incursori, credo del «Col Moschin», armati di M4.

Qualche tempo prima del mio arrivo una macchina italiana era stata attaccata da Janjaweed a cavallo. La leggenda narra che venti arabi siano caduti sotto il fuoco dei nostri soldati, e ci siamo fatti la fama di gente cazzuta.

L'amico che guidava la macchina in quell'occasione mi disse però che, correndo a 100 all'ora tra i cespugli, i salti sulle buche erano stati tali che dubitava che i nostri avessero colpito qualcuno. Comunque la leggenda è quella che conta.

Quando siamo andati dai ribelli non avevamo la scorta, ma avevamo con noi un vecchio kalashnikov detenuto illegalmente.

Avevamo concordato che in caso di attacco la prima opzione sarebbe stata la fuga, l'arma veniva per seconda, meglio se senza far male a nessuno.

Lungo la strada ci siamo impantanati per un paio d'ore nella sabbia di uno «uadi», il letto di ruscello in secca.

Gli amici decisero che io avrei tenuto il kalashnikov e avrei fatto la guardia, mentre loro scavavano. Non so se la scelta fosse dovuta alla mia esperienza di armi o al fatto che era chiaro che non avevo il fisico adatto a scavare sotto la macchina.

I Janjaweed usano attaccare i convogli preferibilmente mentre attraversano lentamente gli uadi, e io vegliai sui miei amici col dito sul grilletto.

Non ebbi l'occasione di fare alcuna stupidaggine.

I ribelli ci accolsero cordialmente.

L'ospedale era una tettoia di paglia con i malati distesi su stuoie. Erano febbricitanti per la malaria e io non avevo portato con me quasi niente per curarli. Promisi un rifornimento in un'altra occasione, che non ci fu per un irrigidimento delle autorità arabe.

Il mio rapporto dapprima molto cordiale con Barbara si è progressivamente deteriorato quando, avvicinandosi la fine della costruzione dell'ospedale, ci siamo posti il problema della gestione.

Barbara è una donna adatta alla guerra, con lei andrei all'assalto senza esitare, ma quando si tratta di gestire la pace diventa insopportabile.

La discussione sulle paghe dei miei colleghi arabi è diventata un motivo di dissidio insanabile, aggravato dal fatto che negli ultimi giorni della mia permanenza i due medici, insoddisfatti dello stipendio, erano entrati in sciopero abbandonando l'ospedale.

Così dopo due mesi decisi di lasciare il progetto.

Quando una macchina mi portò per l'ultima volta verso l'aeroporto, vidi le donne con i loro bambini che già affollavano l'atrio dell'ospedale. Ci fissammo per qualche secondo e io abbassai lo sguardo.

Dopo la mia partenza per un anno almeno l'ospedale è rimasto vuoto.

Tornai a Trieste a salvare una vita di bambino leucemico al mese. In Darfur ne avrei potuti salvare cento.

Parte Seconda

Capitolo Sesto

La battaglia per le staminali

Sono passato indenne da molte esperienze in teatri di guerra dove sono andato volontario per cercare di aiutare i bambini, ho lavorato per decenni in Pediatria a Trieste e ho eseguito trapianti di midollo su centinaia di piccoli malati. Non ho tenuto il conto di quelli che ho aiutato, ma ricordo con disperata precisione tutti quelli che non sono riuscito a salvare. Se fossi stato più accondiscendente, più capace di mediare, più pronto a capire gli interessi in gioco, forse avrei fatto di più e meglio.

In guerra, ma anche nella normalità di un ospedale, è difficile tirare una riga netta tra Bene e Male. Però è facile riconoscere la bontà in un gesto, anche il più piccolo, che fa la differenza tra vita e morte. Ho imparato che la bontà e non il Bene salva le vite umane.

Tutto quello che ho costruito e imparato in decenni di tumultuosa professione è adesso finito nel frullatore del caso Stamina. Ammetto di essere molto provato da tutta questa vicenda di cui ancora non si intravede la fine. Ma la considero una nemesi del destino: molte volte sono fuggito dalle beghe dei burocrati della Sanità verso i luoghi estremi del mondo convinto che fosse più salutare stare sotto le bombe, avendo chiara la missione di medico pediatra, piuttosto che duellare di fioretto con i passacarte.

La vita mi ha punito: ora devo vedermela con le carte, con i tribunali, con gli avvocati, con gli esperti, con i ministeri. Ben mi sta.

La tempesta mediatica e giudiziaria che si è scatenata sul caso Stamina ha oscurato quelle che a mio avviso sono le domande alle quali bisogna dare risposta. Le domande che chiunque sia in buona fede dovrebbe porsi sono:

– le cellule staminali manipolate secondo la metodica Stamina possono avere effetti avversi?

– Le cellule staminali manipolate secondo la metodica Stamina possono giovare realmente ad alcuni pazienti senza alternativa terapeutica?

Queste sono, in buona sostanza, le domande alle quali deve rispondere ogni sperimentazione su nuove terapie: verificare che non siano nocive e che siano efficaci.

La mia risposta alla prima domanda è: sui rischi oncogeni, cioè di tumori, delle cellule staminali adulte l'EMA, l'Agenzia Europea del Farmaco, ha dichiarato che questo tipo di cellule non ha effetti nocivi neppure ipotetici, a differenza delle embrionali. Per quanto riguarda il rischio infettivo, è stato escluso in ogni campione della metodica Stamina. È da sottolineare che l'ospedale di Brescia spende due settimane alla fine della coltura cellulare solo per controllare la qualità delle cellule.

Alla seconda domanda posso rispondere con i risultati delle cartelle cliniche sia di Brescia sia dei molti ospedali di riferimento dei pazienti, provenienti da numerosi certificati medici, da indagini strumentali, dal parere di illustri esperti internazionali. La sintesi è che c'è un miglioramento.

Se si trattasse di una semplice disputa accademica le cose sarebbero semplici: teoricamente, una volta appurato che c'è una terapia possibile, bisognerebbe attivare il protocollo di sperimentazione, verificarlo e se funziona applicarlo. La teoria e la pratica sono uguali, in teoria ma non in pratica: in questa vicenda la malattia, la disperazione dei malati e delle loro famiglie si intrecciano con interessi economici, con cordate di potere e di potere scientifico, con errori umani, con la macchina mediatica e con la Magistratura.

Io ho la certezza morale che esista una metodica che può cambiare la vita di molti malati. Sono stato scettico, ma alla fine ho dovuto ammettere i risultati. C'è invece chi pur non avendo nemmeno valutato i dati li nega. Il confine tra imbecillità e malvagità è sfumato. Nelle pagine che seguono cercherò di spiegare cos'è questa metodica e cosa ho capito della guerra che si è scatenata attorno a Stamina e nella quale sono coinvolto.

Per raccontare di questa guerra non resta che partire dall'inizio.

Sono stato il primo al mondo a trattare un paziente con cellule staminali, quasi trent'anni fa. Era il 1986. Avevo alle spalle ormai una certa esperienza di trapianti di midollo. Erano due anni che facevo i primi trapianti pediatrici della storia italiana; di fatto il mio bacino d'utenza era tutto il territorio nazionale, con l'esclusione del Veneto dove era partita l'attività di Padova.

Il mio telefono, come oggi, era tempestato di telefonate di genitori disperati ai quali io non potevo dare risposta e cure per i loro figli con leucemia.

Il mio luogo di lavoro erano due stanze in cartongesso costruite dal genitore di una paziente una domenica di Pasqua del 1983, con fondi dell'AGMEN, l'associazione delle famiglie con bambini leucemici, e col silenzio-assenso dell'ospedale. Era una fase pionieristica in cui bisognava inventare tutto, dall'alimentazione parenterale attraverso un catetere che arriva fino al cuore, alle trasfusioni di piastrine con macchine arcaiche. In quelle due stanzette speranza e paura si contendevano lo spazio. Ho vissuto lì per quasi due anni venti ore al giorno per sette giorni alla settimana, andavo solo a cena a salutare moglie e figli (rimorso) e tornavo a dormire su una branda rotta vicino al contenitore di azoto liquido in cui conservavo i midolli.

Per ridurre la lista d'attesa nel mio reparto, cominciai quella che è rimasta la mia missione preferita: insegnare agli altri a fare trapianti. Così mettevo in macchina quanto serviva per manipolare un midollo, compresi i contenitori portatili di azoto liquido, e partivo per Pavia e Genova per fare da levatrice a nuovi centri per il trapianto.

Come in tutte le fasi pionieristiche le normative erano inadeguate al nuovo corso e i regolamenti mal si adattavano alle nuove esigenze. A questo si aggiungevano le inevitabili resistenze degli apparati sanitari che hanno una certa tendenza alla conservazione dello status quo. Credo di aver violato all'epoca più di un regolamento, ma dalla mia avevo la consapevolezza che il fine, cioè la cura dei pazienti, giustificasse il mezzo. Grazie a quanto ho fatto a Trieste e in altre città italiane oggi camminano tra di noi alcune centinaia di italiani che altrimenti sarebbero morti.

Mentre ero impegnato a curare la leucemia mi è scoppiata in mano una metodica per curare anche le malattie genetiche. Mi sono reso conto che potevo salvare delle vite, ma dall'altra parte avrei dovuto trascurare i leucemici. L'attività con le staminali divenne quindi un filone minore del mio lavoro. Facevo quello che potevo, ma se le mie scoperte fossero passate in altre mani avrebbero forse camminato su altre gambe. E forse non avremmo perso tempo.

L'idea di trattare un paziente con le staminali non era stata mia, ma di Matteo Adinolfi, genetista della London Medical School, che lavorava in Gran Bretagna; la sua ipotesi passò all'ex rettore dell'Università di Trieste, il professor Domenico Romeo, che la propose a me. Quindi devo ammettere che non ebbi un gran merito.

Il paziente soffriva di una malattia genetica rara, la malattia di Niemann Pick B. Il difetto genetico della malattia produce un eccesso di sfingolipidi, di grassi, nelle cellule del fegato, della milza e soprattutto dei polmoni.

La metodica messa a punto da Adinolfi prevedeva di spellare l'interno della placenta (membrana amniotica), sminuzzarla e iniettarla sottocute. Siccome i pezzetti erano troppo grossi per passare attraverso un ago, feci intervenire un chirurgo per iniettare le cellule attraverso un grosso catetere in anestesia generale.

Il paziente era un adolescente molto poco collaborativo, che non si lasciava neanche visitare. Riuscii a visitarlo solo durante la seconda anestesia, a un mese dalla prima. Mentre il chirurgo si vestiva, ne approfittai per palpare fegato e milza al ragazzo dormiente.

Cominciai a palpare l'addome dal basso, dove mi aspettavo di trovare gli organi; arrivai alla fine sotto le costole, dove fegato e milza si erano ritirati. Davanti al chirurgo, il dottor Sustersic, sbigottito mi misi a fare una danza indiana attorno al letto operatorio, emettendo ululati guerreschi.

Continuando la terapia, il ragazzo ebbe riparato anche il polmone e divenne così gagliardo fisicamente che riusciva a evitare le ulteriori iniezioni scappando. Non ho più sue notizie da molti anni, ma credo stia ancora bene. Il risultato di quella terapia fu pubblicato su un'importante rivista internazionale, «Transplantation».

Allora non sapevo che le membrane amniotiche contengono cellule simili alle staminali che cerco di utilizzare oggi. Senza saperlo eravamo stati i primi a usare cellule staminali. Ma nessuno se ne ricorda.

All'inizio degli anni Novanta fui probabilmente il primo a iniettare cellule per via lombare. Avevo fatto un trapianto di midollo, sempre da genitore, a una ragazza affetta da un'altra malattia genetica, la leucodistrofia metacromatica. All'epoca nessuno sapeva se il trapianto di midollo funzionava in una simile malattia, ma come per tutte le malattie genetiche non c'era altra possibilità che provare. I modelli animali con le cellule non servono, anche se ora la Direttiva Europea lo impone.

Allora l'esperienza principale nella leucodistrofia veniva dal Minnesota, dove operava il gruppo del professor William Krivit. Le informazioni non erano molte e per esempio non sapevamo che in questa malattia il trapianto di midollo non funziona se è già sintomatica.

La leucodistrofia era una malattia progressiva e mortale, e i genitori erano consapevoli che si trattava di un tentativo alla cieca.

Dopo due mesi dal trapianto il midollo della madre era perfettamente attecchito senza reazioni da rigetto, ma la malattia continuava a progredire.

La bambina era entrata muovendo qualche passo e ora era praticamente in coma. Io cercai di spiegare alla madre i motivi del fallimento: le cellule nuove entravano molto lentamente nel cervello in quanto erano bloccate dalla «barriera ematoencefalica». Magari entro un anno avrebbero funzionato, ma allora la bambina sarebbe morta.

La madre mi chiese come fare ad accelerare l'ingresso delle cellule nel cervello. Io le risposi incautamente che solo nella meningite la barriera si apre.

La madre esclamò: «E facciamogliela venire sta meningite!».

Ho ribattuto: «Tengo famiglia... se le metto un microbo nelle meningi mi arrestano».

Nei giorni successivi mi sentivo gli occhi della madre sul collo ogni volta che passavo davanti alla stanza della bambina. Sotto coercizione emotiva mi venne l'idea di creare una meningite senza microbi, iniettando nel liquor i globuli bianchi circolanti nel sangue della paziente. Si trattava di cellule ormai sane di origine materna e quindi senza il difetto genetico.

Prelevai cinque millilitri di sangue dalla bambina, ridussi la contaminazione da globuli rossi mediante sedimentazione e centrifugazione, e sottoposi la sospensione di globuli bianchi così ottenuta a irradiazione con cesio radioattivo.

In tal modo pensavo di impedire che i globuli bianchi aggredissero il cervello.

Iniettai due millilitri di questa sospensione nella spina dorsale della bambina; lei non soffrì per questo, mentre io mi sentii invecchiare di dieci anni avvertendo dentro di me un tintinnio di manette.

Non ci furono effetti rilevanti per due settimane; poi un'infermiera uscì di corsa dalla stanza dicendo che la bambina l'aveva insultata. In effetti, era riuscita a scandire con la bocca la parola «stupida» pur senza far uscire alcun suono, ma considerando che fino a qualche momento prima era in coma, non era male. Madre e bambina finirono in prima serata su Raiuno a parlare del miracolo.

Dal punto di vista legale iniettare nel midollo spinale cellule prelevate dal sangue o dal midollo osseo e non manipolate non era e non è illecito. Il medico diventa perseguibile solo in caso di effetti nocivi. Decisi allora di iniettare cellule da sangue periferico ad altri pazienti con malattie genetiche, senza passare attraverso un trapianto.

Provai in altri pazienti con la stessa malattia, la leucodistrofia metacromatica. Purtroppo, però, tutti i pazienti erano ormai irreversibilmente danneggiati a livello cerebrale.

Una famiglia riuscì a convincermi a trattare la loro figlia pur in condizioni terribili. Era una povera creatura con una spasticità muscolare tale da impedire di allargarle le gambe anche solo per metterle un pannolino.

Io le iniettai le cellule di un donatore volontario, e poi, soprattutto per il rimorso di essermi accanito su una paziente che non avrebbe mai potuto godere della vita, evitai di entrare nella stanza in cui era ricoverata.

La nonna che la accudiva m'invitò più volte a entrare per constatare che la bambina era migliorata, ma io trovavo sempre qualche scusa per non farlo.

Alla fine la nonna mi raggiunse nel mio ufficio con una foto Polaroid in mano e me la sbatté sul tavolo: la bambina era ritratta con le gambe allargate a «rana».

Finalmente andai a visitare la piccola e constatai che, invece che spastica, era diventata semmai ipotonica. La bambina è morta lo stesso un anno dopo.

Trattai ancora un paio di piccoli pazienti con lo stesso problema, sempre troppo tardi per riportarli a una vita normale, ma sempre migliorando la deglutizione e riducendo la spasticità.

I miei colleghi serbi provarono la metodica nel '99 sotto le bombe della NATO in un bambino con leucodistrofia. Era già irreversibilmente danneggiato, incapace di deglutire ed era nutrito solo con un sondino naso-gastrico. La famiglia era costretta a rimanere in ospedale senza poter tornare dagli altri figli che si trovavano in una situazione critica. Tre settimane dopo la prima iniezione lombare il piccolo fu in grado di deglutire e quindi di alimentarsi normalmente. La famiglia poté tornare a casa. Non so come sia finita in seguito, probabilmente il bambino è morto per la sua malattia, ma un risultato scientifico e umano era stato raggiunto.

Proposi al mio ospedale un protocollo di cura di alcune malattie genetiche con trapianto di midollo e iniezioni lombari di cellule. Lo stesso ministero finanziò il progetto: 150 milioni di lire per un «Progetto Finalizzato». Ma la strada fu sbarrata da due genetisti, Bruno Dallapiccola e Generoso Andria. Gli stessi che anni dopo avrebbero sparato ad alzo zero sulle attività di Stamina. In ambito scientifico le dispute a volte hanno il sapore delle faide.

Ritrovo la mia storia di quegli anni nel libro *La speranza è un fiore di campo*, scritto da Francesco Boni, padre di uno dei bambini che avevo cercato di curare allora, ed edito dalla «Fondazione Malattie Rare Mauro Baschirotto», la prima associazione che ha usato a proposito il termine «malattie rare». Negli anni successivi sulle malattie rare ci si sono buttati dentro tutti e spesso a sproposito, solo per accedere ai finanziamenti.

È un libro coraggioso, scritto da un padre che ha perso il fiore più prezioso della sua vita. Vista da un laico che cercava la verità sulla sperimentazione, la comunità scientifica italiana ci fa una figura miserevole.

In quei tempi una (stimata) collega genovese fu denunciata dal signor Boni perché non gli aveva comunicato che a Trieste c'era un medico che trattava la leucodistrofia, e lui l'aveva saputo quando era troppo tardi.

Io non avevo nulla contro la collega, che secondo me aveva agito «in scienza e coscienza». Lei, però, sollecitò l'intervento dei maggiori genetisti italiani, che scrissero un articolaccio di solidarietà per lei e di biasimo per me.

Tra i firmatari, come ho anticipato, c'erano alcuni

famosi genetisti che oggi denigrano la mia attività con le staminali. In particolare mi preoccupa che ci fossero anche i professori Dallapiccola e Andria che il ministro Lorenzin ha poi scelto per controllare la nuova sperimentazione con le staminali.

Intervenne allora a mia difesa il mio direttore, Franco Panizon, con la sua prosa inconfondibile: «Nella mia Clinica Pediatrica lavora con sprezzante e generosa indisciplina il dottor Andolina, contrabbandiere di farmaci e di malati tra Trieste e la Bosnia, e di innovazioni terapeutiche tra Trieste e il resto d'Italia».

In quella occasione i miei detrattori fecero una figuraccia, ma io mi resi conto che l'ambiente genetico italiano era troppo insalubre per me e decisi che sarei tornato a fare soltanto trapianti.

Continuai a curare solo Simone, un bambino con una delle malattie genetiche più atroci, la malattia di Lesch-Nyhan. Il difetto genetico che coinvolge il metabolismo dell'acido urico produce gravi lesioni al sistema nervoso. Il marker della malattia è l'autolesionismo. Il paziente tende ad automutilarsi dalle labbra alle mani. È consapevole di non volerlo fare, di provare dolore, grida la sua disperazione ma continua a mordersi e a sbattere le braccia contro qualsiasi oggetto. È spaventoso.

Sono passati quasi vent'anni da quando ho iniziato a curare quel lattante. Oggi Simone è il più vecchio paziente europeo con questa malattia, e nelle riunioni tra le famiglie dei pazienti organizzate dai Baschirotto risalta come il più intelligente e nelle migliori condizioni. Gli effetti della terapia devono, però, essere mantenuti con iniezioni periodiche.

In un mondo perfetto Simone potrebbe trarre notevoli vantaggi passando dalla terapia cellulare che usavo anni fa a quella con cellule «Stamina». Pavento per lui invece, dopo il mio pensionamento, l'abbandono da parte delle istituzioni sanitarie e un futuro terribile.

Quel primo scontro con i genetisti ebbe comunque l'effetto di farmi arretrare. Così, quella che poteva essere la prima esperienza mondiale su larga scala di terapia cellulare per via intratecale (iniezioni per via lombare) finì lì.

Poi con gli anni questa metodica è riapparsa in Cina e in Thailandia, e potrebbe rappresentare il futuro delle terapie nelle malattie neurodegenerative.

Gli asiatici ci stanno facendo una montagna di soldi facendo pagare queste cure fino a 50.000 euro. La Thailandia ha ripianato il deficit del sistema sanitario col primo miliardo di euro presi dagli europei che vanno a Bangkok a curarsi. Gli indiani hanno grossi centri che osano utilizzare perfino le staminali embrionali che secondo me portano un rischio inaccettabile di produzione di tumori. Con 30.000 euro ci si può far curare a Tel Aviv.

Ho una grande stima per i sud-coreani che sono veramente all'avanguardia in questo campo. Ho pubblicato il mio primo lavoro sui risultati delle mie cure su una rivista sud-coreana (con *referee* americani ed europei), e qualche illustre esperto italiano ha irriso a questo. Noi compriamo automobili, computer e tivù dai coreani, ma se si occupano di medicina sono considerati, a quanto pare, una razza inferiore.

Le staminali sono forse un modello di come l'Europa si sta suicidando, smettendo di lottare per l'innovazione, e lasciando all'Asia il futuro.

Insomma, potevamo essere i primi, centinaia di italiani sarebbero oggi vivi, dopo essere stati curati gratuitamente in un ospedale pubblico. La storia ha seguito invece una strada diversa forse perché me la sono presa col professor Andria?

Quante vite è costata la mia arrabbiatura? Avrei dovuto continuare a lottare? Certamente sì, ma avevo già tanto da lottare per convincere i colleghi pediatri a fare trapianti di midollo che lasciai perdere. Chiedo perdono a chi ha sofferto per questa mia decisione.

La direttiva europea: interessi e cure

Nel 2001 il Parlamento europeo emanava una direttiva che era l'esito di una battaglia tra i trapiantatori e le multinazionali del farmaco.

Queste ultime si erano rese conto che il futuro della Medicina sta nella Terapia Cellulare. Alcune cellule umane sono in grado di riparare danni ai tessuti, o di ridurre alla ragione il sistema immunitario impazzito.

Già al giorno d'oggi circa metà delle malattie croniche di interesse sociale potrebbero essere curate con cellule anziché con farmaci. Significherebbe, però, un tracollo dei fatturati farmaceutici per miliardi di euro. Pensate al giorno in cui non si utilizzassero più farmaci per il Parkinson o l'artrite.

Oltre all'interesse economico, prima di approvare la Direttiva si sarebbe dovuto considerare il futuro dei malati di SLA, sclerosi multipla, lesioni al midollo spinale, di molte malattie genetiche, ma questo non ha fatto presa sul cuore dei nostri rappresentanti in Europa.

La Direttiva europea, in realtà, non proibisce di utilizzare le cellule nella pratica clinica, ma genialmente ha definito le cellule «farmaci».

Quindi, anziché utilizzare un derivato cellulare prelevato dallo stesso paziente, al pari di quanto viene fatto da decenni con le cellule staminali emopoietiche (quelle che fanno sangue), un medico deve sottostare alle procedure di sperimentazione per la produzione industriale di farmaci.

Dal momento della sintesi, un farmaco deve passare attraverso una serie di fasi, da quella pre-clinica sugli animali, a tre fasi di sperimentazione sull'uomo. Ciò costa circa dieci anni e alcune centinaia di milioni di euro.

La mancanza di senso del ridicolo dei nostri legislatori non ha preso in considerazione il fatto che secondo Madre Natura le cellule non sono un farmaco, e che le cellule di un umano non hanno effetti su altre specie.

In più la produzione di un farmaco, soprattutto se endovenoso, deve giustamente avvenire in un laboratorio definito GMP (Good Manufacturing Practice), in cui la prevenzione della contaminazione batterica è maniacale. Ci sono diverse stanze a pressione positiva crescente di aria filtrata, si entra vestiti come astronauti e un laser controlla che non ci sia un grano di polvere nell'aria.

Il costo di un simile laboratorio è di qualche milione di euro, la manutenzione è di centinaia di migliaia di euro all'anno; i tempi di costruzione e di accreditamento sono di anni.

Tutto accettabile per una ditta che prevede ricavi miliardari.

È una condanna a morte per migliaia di europei che delle cellule avrebbero bisogno oggi.

Neanche il concetto di sicurezza batteriologica regge: una fiala di antibiotico può avere nel suo interno un microbo nascosto che si attiva quando entra nel corpo di un soggetto, invece i terreni di coltura per cellule staminali sono di per sé un terreno di coltura per microbi. Se un solo microbo entra nella fiasca di coltura non rimane nascosto, ma cresce in maniera logaritmica, uccidendo le cellule, modificando il colore rosso del terreno di coltura e «puzzando» letteralmente. Se una coltura cellulare si infetta, viene eliminata senza che ci sia pericolo per il paziente. C'è solo il disagio di dover ripetere la coltura.

Capitolo Settimo

Stamina

Nel 2008 la mia vita «tranquilla» di trapiantatore, sulle soglie della pensione, fu sconvolta dall'incontro con un genio folle.

Un altro trapianto di midollo in una malattia genetica, la Niemann Pick A, era stato un completo successo biologico con l'attecchimento del midollo del padre, ma una tragedia per il bambino. Le cellule schiumose tipiche della malattia sembravano irridere i tentativi del nuovo midollo di eliminare gli accumuli cellulari che lo stavano uccidendo. Quando ho trapiantato quel bambino, non stava ancora scritto che il trapianto di midollo non cura la malattia di Niemann Pick A. Il solito problema di essere i primi. Nell'agosto del 2008 il piccolo era ormai in condizioni «terminali» per la progressione della malattia: cervello, fegato e milza erano ingolfati dalle cellule malate. In particolare la crescita a dismisura della milza, scesa assieme al fegato quasi a livello inguinale, agiva da filtro per globuli bianchi e piastrine, che erano ormai arrivate a valori inferiori a 20.000 per millimetro cubo. La morte per emorragia era vicina.

Il nonno del bambino entrò in contatto con l'Associazione Niemann Pick e attraverso questa con Davide Vannoni, presidente di una società che a San Marino produceva e iniettava cellule staminali adulte, dette anche mesenchimali.

Mi fu chiesto di lasciar uscire il bambino dall'ospedale perché fosse curato a San Marino.

Il padre, già a suo tempo donatore del midollo, si era sottoposto a un prelievo di stroma osseo, una carota di tessuto prelevato dalla cresta iliaca, e le sue cellule erano state coltivate ed erano pronte per la somministrazione al bambino.

Il bambino stava male, il viaggio era lungo e temevo che non sarebbe tornato indietro vivo. Decisi di portarlo io stesso a San Marino con la mia macchina, anche per controllare che fosse trattato con le dovute precauzioni.

La clinica privata dove operava l'équipe di Vannoni era piccola, ma molto ben attrezzata, con personale capace e cortese.

Vannoni era un giovanotto con capelli lunghi e abiti «molto» informali; con lui due belle bionde che mi furono presentate come biologhe.

Fui presente a tutte le fasi dell'iniezione lombare delle cellule del padre e di quella endovenosa attraverso il catetere venoso centrale cui i trapiantati devono la sopravvivenza. Tutto fu fatto a regola d'arte e poco dopo ripartimmo verso Trieste.

Ricoverai di nuovo il bambino, senza parlare di quanto era successo a San Marino.

Il piccolo sopravvisse, ma io non pensavo che sarebbe vissuto più di qualche settimana dato lo stato avanzato della malattia.

Dopo tre settimane il miracolo: le piastrine cominciarono a salire, da 20.000 a più di 100.000. La palpazione di fegato e milza, come pure l'immagine ecografica, dimostravano che questi organi si erano ridimensionati salendo verso l'arcata costale. Dal punto di vista neurologico progressivamente apparivano nuove performance; la madre era testimone di un migliorato rapporto tra lei e il figlio, che la guardava e sorrideva.

Anche a distanza di quattro anni il piccolo Daniele, pur con tutti i danni provocati dai vari *stop and go* imposti dalle autorità, sembra violare le leggi di natura continuando a sopravvivere molto al di là dell'aspettativa di vita per questa malattia.

Così cominciò per me una nuova stagione, molto meno tranquilla di quella precedente, e gli effetti incombono su di me ancora oggi.

Io ero testimone che le cellule staminali adulte, anche dette mesenchimali, di Davide Vannoni potevano curare una malattia genetica, che un cervello danneggiato poteva essere ricostruito.

Tutto quanto avevo sospettato, tutto quanto avevo considerato possibile per quasi vent'anni in un'attività che avevo sempre considerato «minore» rispetto a quella prioritaria dei trapianti di midollo, diventava il Futuro della Medicina.

Io continuavo a iniettare cellule per via lombare dagli anni Novanta, con la sola preoccupazione di non far del male a Simone, che ho continuato a curare per quasi vent'anni, ma nel 2009 cominciavo a dubitare di rimanere entro i limiti di legge.

Ogni anno arrivava qualche nuova regola da parte di colleghi che facevano carriera al ministero e, sapendo poco, decidevano su come dovevano lavorare quelli che sapevano molto.

Cercai di documentarmi sulle leggi vigenti; consultai anche un magistrato, che mi rispose che la Magistratura non entra in campi in cui si sa poco. La legge dovrebbe seguire l'evoluzione della tecnologia medica, non precederla.

Confortato in parte, pur sapendo che andando avanti avrei rischiato quanto avevo rischiato camminando sui campi minati afghani, decisi di seguire Vannoni nella sua avventura.

Trattammo assieme qualche decina di pazienti con malattie essenzialmente neurologiche progressive; per la maggior parte erano adulti.

Pur essendo il direttore di un Dipartimento Trapianti che si occupava sia di bambini sia di adulti, con un'esperienza consolidata anche in malattie come la sclerosi multipla, avevo grossi problemi a tenere in un ospedale pediatrico degli adulti.

Gli spazi erano scarsi e saturati da bambini con leucemia, ricoverati per un trapianto di midollo. Anche gli spazi dedicati ad ambulatorio e Day Hospital erano affollati durante tutta la settimana.

Dal momento che il mio normale orario di servizio ha sempre incluso festivi e prefestivi, non mi costava nulla accogliere i pazienti da trattare con staminali il sabato e la domenica.

La direzione sanitaria faceva finta da sempre di non sapere che io non avevo goduto di almeno 1000 riposi festivi; continuò a fingere di ignorare che trattavo pazienti con staminali.

La regola era sempre la stessa: *don't ask, don't tell*. Non chiedere, non dire, però puoi fare quello che vuoi.

Non riuscii nemmeno a convincere il direttore sanitario a permettere agli anestesisti, che erano disponibili, a lavorare di domenica per prelevare i campioni di midollo osseo che servivano per le colture cellulari.

Così i pazienti erano costretti a farsi fare il prelievo in cliniche private torinesi, e ciò non era gratuito. Sempre il denaro...

L'attività andò avanti per un anno, senza incidenti. La mia convinzione che questa terapia funzionava andava rafforzandosi.

I pazienti venivano trattati ambulatorialmente al Burlo Garofolo e i loro dati venivano registrati su cartellini da ambulatorio. Quando la nuova direzione nel 2011 mi ha mandato al Comitato di Garanzia regionale per il licenziamento, il Comitato ha considerato questo sistema di registrazione cartacea legalmente idoneo e fui assolto dalle accuse.

Nel 2009 ho cercato ripetutamente di applicare integralmente il Decreto Turco, ma di mese in mese il muro di gomma respingeva i miei tentativi. Non c'era un funzionario ministeriale che fosse in grado di spiegarmi nemmeno se era ancora in vigore. Nell'incertezza non mi sono sentito di condannare nessuno a morte per mancanza di cure.

Ogni risultato era un miracolo che abbatteva volta per volta un mattone del muro del mio scetticismo.

Cosa ci può essere di strano in una stretta di mano? Un giovane volto sorridente che, a differenza di me, sembra considerare normale un atto che per me è inaudito. La mano destra che stringe la mia è ferma e asciutta; la mia comincia a essere sudata mentre osservo l'altra mano che pende inerte sulla coscia, e la sedia a rotelle che contiene la testimonianza di una vecchia tragedia.

Due mesi prima il mio paziente non sarebbe stato in grado di offrirmi una mano da stringere, poi le iniezioni di cellule staminali, e allora ero lì a testimoniare un miracolo.

Una sola mano contro altri tre arti paralizzati potrebbe sembrare poco, ma quanti tetraplegici completamente paralizzati per una lesione traumatica delle vertebre cervicali sognerebbero di muovere almeno un dito per grattarsi l'orecchio o per scrivere al computer?

La mia fede nelle staminali ha bisogno di prove nuove ogni volta; ogni volta ritorno scettico e ogni volta mi inginocchio davanti a un nuovo miracolo, anche se l'ho prodotto io stesso.

Col passare degli anni non cessa la possibilità di emozionarmi davanti a Lazzaro che riprende a muoversi, è il sogno di ogni medico che pochi hanno la fortuna di vedersi realizzare.

Sul trenino che va da Fiumicino a Roma un paziente paraplegico che avevo trattato con staminali con risultati modesti, mi chiamò al telefono. Mi disse: «Dottor Andolina, riesco a stringere le chiappe».

I passeggeri di quel treno ebbero l'esperienza di vedere un tipo strano che piangeva perché qualcuno stringeva le chiappe.

Un anno di cure

In quel periodo, dalla fine del 2008 al 2009, è molto probabile che alcuni aspetti formali non fossero stati del tutto rispettati.

Dal momento che gli enti pubblici piemontesi non avevano voluto sostenere il progetto di Vannoni, questi aveva iniziato a far espiantare i pazienti in cliniche private e si era fatto finanziare la produzione cellulare, una volta svuotato il proprio conto in banca, da alcuni pazienti facoltosi.

Io non so se ho avuto dei dubbi che all'origine di quel progetto ci fossero dei finanziamenti perlomeno imbarazzanti, ma anche se l'avessi saputo sul serio non mi sarei astenuto dal curare un paziente solo perché aveva pagato per la produzione cellulare.

Nessuno mi ha fatto l'oltraggio di offrirmi dei soldi. Una sola volta vidi un parente di un paziente presentarsi con un libretto d'assegni in mano. Credo di averlo apostrofato con durezza, ricordandogli che quello era un ospedale pubblico.

Anni prima mi ero battuto perché i pazienti leucemici che aspettavano un midollo donato da un volontario in un'altra città non pagassero 16 milioni di lire per una donazione, che per il donatore era gratuita.

L'escamotage inventato dalle massime autorità dell'Associazione dei Trapiantatori era stato di dichiarare che il donatore, dopo il prelievo di midollo, doveva rimanere quattro giorni in terapia intensiva (4 milioni di lire per quattro giorni).

Io ritenevo la cosa una truffa, in quanto da me i donatori rimanevano solo qualche ora in ospedale e poi tornavano a casa.

Feci pubblicare la mia opinione su una rivista medica a larga diffusione e mi trovai coperto di ingiurie da parte dei trapiantatori.

Quindi, per alcuni anni, prima che le Regioni decidessero di sostenere questi costi, i pazienti o le associazioni di volontariato per loro conto continuarono a pagare somme ingenti per poter ricevere un midollo. Anche se disgustato, non ho per questo mai rifiutato un midollo pur di salvare una vita.

Oltre al «peccato originale» di aver accettato di curare pazienti che avevano pagato per la produzione cellulare, quello che ho fatto allora avrà avuto qualche altro difetto formale, certo inferiore a quelli che ho accettato nei primi anni Ottanta pur di iniziare l'attività di trapianto di midollo sui bambini.

Allora non c'era ancora la legge che permette oggi di prelevare un donatore di età pediatrica (come la maggior parte dei fratellini dei leucemici); si trattava formalmente di un atto di violenza su minore non consenziente, non potendo i genitori firmare un atto di per sé illecito.

Un avvocato mi turbò abbastanza ricordandomi che, in caso di decesso per incidente durante il prelievo, non sarei stato condannato a due anni per omicidio colposo, ma per omicidio in corso di violenza su minore, al pari di uno stupro, almeno a vent'anni. Dappertutto i trapiantatori avevano cercato di chiedere consiglio ai giudici. Questi avevano sempre risposto che non avrebbero fatto niente se non ci fosse stato un incidente.

Quindi ci invitavano a continuare a lavorare e a sperare per il meglio. Ci andò bene, almeno quella volta, e molte vite furono salvate.

Memore di quell'esperienza, quando ho cominciato a lavorare con le staminali mi sono rivolto per un parere a un GIP amichevole che mi ha detto più o meno la stessa cosa: davanti a un problema medico complesso, un giudice non interviene se non in caso di un crimine concomitante più grave come l'omicidio.

Ero probabilmente un ingenuo. Io ho creduto di fare quanto era giusto, come ora, ma a differenza di adesso pensavo di non correre rischi reali dal punto di vista legale, tanto da presentare nel 2009 a un congresso nazionale a Udine il risultato ottenuto sul primo bambino con Niemann Pick. Un centinaio di genetisti vide i risultati, e nessuno ebbe qualcosa da ridire.

Questa, purtroppo, non è stata l'opinione del dottor Raffaele Guariniello della Procura di Torino, che lo stesso anno aveva iniziato a indagare Davide Vannoni e i suoi collaboratori.

Io cominciai a sentire il fiato del dottor Guariniello sul collo dopo il decesso di un anziano paziente, morto di vecchiaia a un anno dal mio tentativo di curarlo con staminali.

La famiglia aveva deciso di interrompere le cure dopo solo due iniezioni.

I parenti ci avevano denunciato per omicidio, facendo balenare l'ipotesi che l'anziano fosse morto di «mucca pazza» trasferitagli dalle cellule. Dal momento che le cellule erano autologhe (prelevate da lui stesso), l'idea che gli avessimo passato i prioni della malattia di Creutzfeldt-Jakob era ragionevole quanto quella di un contagio da AIDS durante una masturbazione.

Comunque, certa stampa ne approfittò per distruggere l'immagine di Vannoni, descrivendolo come un mostro.

Il 15 gennaio 2010 organizzammo una conferenza stampa a Torino, in cui spiegammo in dettaglio quello che stavamo facendo.

Allora lo stesso Vannoni ammise che alcuni pazienti avevano versato all'associazione (mai un euro era entrato nelle sue tasche) una media di 20 mila euro. Erano presenti testate giornalistiche nazionali che quattro anni dopo, nel 2013, hanno ripubblicato come se fosse uno scoop la notizia che qualche paziente avesse pagato.

La signora Grazia Longo, giornalista della «Stampa» che fino allora aveva sputtanato Vannoni, sembrò pentirsi di quanto aveva scritto. Difatti non pubblicò più nulla sull'argomento, lasciando la macchina del fango a un suo collega. Approfittando del clima più amichevole, provai a chiederle se aveva notizie di un'indagine anche su di me. Lei serenamente consultò un foglio nella sua borsetta e mi disse che non risultavo indagato.

In ogni caso quella conferenza stampa, in cui proclamai la mia completa fiducia nel progetto di Vannoni, qualche giorno dopo ebbe l'effetto di inserirmi davvero nella lista degli indagati.

Santo o mostro?

Se aprite Internet sul nome Davide Vannoni, troverete molti articoli in cui viene descritto come un truffatore che ha lucrato sulla sofferenza della gente.

Negli articoli denigratori si svicola abitualmente

dai risultati. Pensate a Fleming e alla penicillina. Se Fleming avesse avuto una Porsche la penicillina sarebbe stata meno efficace?

La tattica è palesemente quella di demolire l'uomo, con tutti i suoi innegabili difetti, per screditare la metodica.

Davide, come del resto il sottoscritto, è indagato per associazione a delinquere finalizzata alla truffa e alla diffusione di farmaci pericolosi per la salute.

Capisco che il Procuratore all'inizio possa avere avuto dei dubbi sull'onestà di Davide, dopo un paio di denunce di famiglie di pazienti o persone che lo dipingevano come un mostro. Uno dei difetti degli interventi medici a pagamento è che i pazienti credono di aver pagato non una cura ma la «guarigione» e se la prendono se le aspettative vengono meno. Non esiste una cura che guarisca tutto e tutti. Anche le nostre cellule, per quanto abbiano degli effetti incredibili, falliscono in una minoranza di casi.

Un paziente con esiti di infarto cerebrale trattato con staminali a San Marino aveva presentato un episodio convulsivo qualche ora dopo l'iniezione, e aveva denunciato Davide Vannoni.

Vorrei spiegare che un paziente con lesione cerebrale è soggetto a eventi convulsivi indipendenti dalla terapia; avrebbe potuto avere una convulsione sia prima sia dopo l'iniezione. Di recente il signore ha dichiarato alla stampa che Vannoni gli ha rovinato la vita (perché?) e di aver pagato 22.000 euro. Davide mi assicura che è stato curato gratis e non ho motivo di dubitarne.

Della correttezza del signore posso avere qualche dubbio: mi ha denunciato pur non avendomi mai visto né sentito. Quando era stato curato a San Marino io non mi occupavo ancora di staminali.

E ancora. Un maggiore dei Carabinieri con una malattia rapidamente invalidante e mortale, dopo la terapia ha chiesto di rientrare in servizio in quanto chiaramente migliorato, ma quando il suo reintegro fu respinto ci denunciò per truffa, tranne poi chiedere di riprendere la cura.

Prima della pubblicazione di questo libro forse saprò quale sia il pensiero del dottor Guariniello, in cui tutto sommato confido. Spero che il titolo non debba essere cambiato in *Le mie prigioni*.

Davide Vannoni ha tutte le caratteristiche del genio.

È diverso culturalmente; io non riesco nemmeno a capire il senso del titolo dei libri che scrive sulle funzioni cognitive. Davide raggiunge la verità per vie diverse da quelle battute dagli altri. Come ogni genio infastidisce le persone normali.

Non c'è in Europa un ricercatore che sia altrettanto addentro alla biologia delle cellule staminali mesenchimali, pur non essendo un medico.

Davide ha la pessima abitudine di aver sempre ragione. Litighiamo spesso a proposito della sua fede nell'effetto delle staminali in diverse malattie.

Io sono lo scettico del gruppo, non credo finché non vedo, e quando vedo penso che il risultato potrebbe essere casuale in attesa di una verifica.

Ogni volta che io dissento sul tentativo di curare una malattia a priori incurabile, quel disgraziato finisce per aver ragione. Così è stato per il risveglio della bambina catanese in coma e per tanti altri casi.

Davide Vannoni, indagato per aver chiesto un contributo economico ad alcuni pazienti facoltosi all'inizio della sua attività, non si è mai messo un soldo in tasca. Quei soldi sono serviti per finanziare un progetto di cura costoso, dopo che la Regione Piemonte gli aveva bloccato un finanziamento già stanziato. Più che benestante ha dilapidato il suo patrimonio personale per sostenere l'acquisto dei terreni di coltura, gli stipendi dei ricercatori, e per il tentativo fallito di far accreditare come farmaceutico (GMP) il laboratorio che ha costruito a San Marino.

A differenza di me, che godo ancora dell'appoggio della stampa triestina e dell'affetto della gran parte dei triestini che sanno che io non ho mai chiesto un soldo a un paziente negli ultimi trent'anni, Davide vive in un microambiente torinese ostile, dove «La Stampa» non perde occasione per denigrarlo, dove persone influenti interessate a entrare nello stesso campo di ricerca cercano di ostacolarlo. Credo che soffra molto più di me e sono testimone di come una persona per bene, che meriterebbe tutta la felicità di questo mondo, sia bistrattata indegnamente.

CAPITOLO OTTAVO

UNA BATTAGLIA PER LA LEGALITÀ

Nel 2009 per diversi mesi avevo studiato la Gazzetta Ufficiale per capire se la legge italiana permette di evitare le limitazioni della Direttiva Europea.

In effetti, una legge esisteva, il DM 5/12/2006 del ministro Turco, che consapevole della tragedia in atto aveva stabilito che in caso di pericolo di vita o di progressione di malattia di un paziente la Direttiva poteva essere superata, se un Comitato Etico di un ospedale pubblico avesse dato un parere positivo.

C'erano altri paletti, che prevedevano un'autocertificazione di idoneità del laboratorio da parte del direttore generale, un'esperienza del responsabile del laboratorio di almeno due anni antecedenti il 2006.

Nel 2008 il ministro Fazio reiterò il decreto, purtroppo dimenticando di modificare la data da cui partiva l'esperienza del responsabile del laboratorio. Quindi anche oggi l'esperienza deve datare dal 2004, e un'esperienza di staminali di tanti anni è riservata a pochi esperti. Io lo sono, avendo cominciato nel 1986, ma pochi altri possono affermarlo.

Al Decreto Turco era allegata una lista di indicazioni consolidate fornita dall'AIFA di utilizzo delle staminali.

Questa lista, scritta male, mi ha bloccato per un anno. Tra le indicazioni consolidate non venivano citate quelle più ovvie, come la terapia del rigetto degli organi trapiantati e le malattie autoimmuni, mentre veniva considerata consolidata l'espansione delle cellule staminali emopoietiche che non è mai riuscita a nessuno. Il sogno di molti ricercatori è stato per anni quello di far moltiplicare le staminali emopoietiche come è possibile per le mesenchimali. Con una goccia di midollo osseo, anziché con un litro, si potrebbe trapiantare un paziente. Purtroppo le staminali emopoietiche moltiplicandosi si differenziano in cellule mature del sangue e quindi perdono la capacità di «semina» di un nuovo midollo.

Uno dei problemi della Direttiva Europea è il fatto che una terapia cellulare, di cui sono esperti i trapiantatori, essendo stata definita «farmacologica», è stata data in mano ai farmacologi dell'AIFA, del tutto inadeguati culturalmente a gestire il problema. Con tutto rispetto dei laureati in Farmacia, le cellule sono materia da biologi e medici.

Solo nella primavera del 2010 un illustre giurista, il professor Luciano Eusebi dell'Università Cattolica di Piacenza, firmò un «parere pro veritate» in cui spiegava che il Decreto Turco era applicabile anche alle malattie neurologiche purché in pericolo di vita.

Il nuovo direttore generale del Burlo, il professor Mauro Melato, dichiarò a un congresso a Cividale, in cui avevo esposto i risultati finora ottenuti, che entro pochi giorni avremmo iniziato ad applicare il Decreto Turco e quindi a curare con tutti i crismi di legge una serie di pazienti.

Nell'aprile del 2010 piombavano al Burlo i Carabinieri dei NAS di Torino, inviati da Guariniello.

L'effetto di quella incursione mi fu spiegato dallo stesso Melato, che portandomi in una zona isolata dell'ospedale mi disse tremante che un luogotenente gli aveva fatto balenare il rischio di sanzioni, dichiarando che noi «non avevamo l'autorizzazione» per iniziare una simile attività.

Non posso garantire della veridicità di quanto mi ha raccontato Melato, ma in quell'occasione pareva così turbato e spaventato che il racconto potrebbe essere stato veritiero.

Io cercai per mesi di spiegargli che il Decreto Turco non prevede un'autorizzazione di chicchessia ma solo un'autocertificazione. Non ci fu verso. I nostri rapporti si deteriorarono al punto che oggi scrivo da pensionato anziché da direttore di Dipartimento Trapianti.

A questo blocco è seguito il decesso di alcuni pazienti.

Potrei ricordare il procuratore della Repubblica di Biella, che affetta da una malattia progressiva e mortale, dopo aver ottenuto un lieve miglioramento e l'arresto della progressione della malattia, chiese per iscritto il permesso di poter continuare le cure. Non lo ottenne e morì. Qualcuno potrebbe obiettare che sarebbe morta comunque. Io ribatto che con le staminali avrebbe potuto avere una chance.

Per tutto il 2010 non fummo in grado di operare. Alla fine del 2011 io e Davide trovammo un ospedale disposto ad applicare la nostra metodica secondo il Decreto Turco.

Presso gli Spedali Civili di Brescia lavoravano alcuni miei colleghi che avevano le caratteristiche previste dal Decreto Turco. Avevano un'esperienza di staminali antecedente il 2004.

Ci fu concomitanza di assensi da parte dei dirigenti dell'ospedale e della direzione della Sanità lombarda.

Perfino la massima autorità dell'AIFA, il professor Guido Rasi, prima di passare ad altro incarico, mi scrisse che il Decreto Turco era applicabile dagli ospedali pubblici.

Sapendo di camminare sulle uova io e Davide decidemmo di andare personalmente all'AIFA dal dirigente facente funzione, dottor Carlo Tomino, che mi garantì a voce e per iscritto che l'ospedale di Brescia aveva le caratteristiche previste dal Decreto Turco e che il nostro progetto era lecito.

Anche se oggi qualcuno ignorante o in mala fede afferma che, non essendo il laboratorio di Brescia dotato di un laboratorio GMP (la classe farmaceutica prevista dalla Direttiva Europea), la sua attività a posteriori risulta illecita, supera la soglia del ridicolo stabilendo che l'AIFA non poteva sapere di questa violazione.

I pochi laboratori GMP italiani sono certificati proprio dall'AIFA.

L'eccesso di zelo ci portò anche al ministero, dove assieme al presidente dell'Associazione Niemann Pick, Luigi Bonavita, abbiamo avuto diversi incontri col direttore del Settore Ricerca dottor Massimo Casciello e altri importanti esperti consulenti del ministero (Garattini, Dallapiccola) per discutere della possibilità di affiancare al trattamento «compassionevole» di alcuni pazienti un protocollo di ricerca ortodosso, almeno nella malattia di Niemann Pick, con il protocollo Stamina.

Anche se oggi qualcuno sta cercando di smarcarsi da noi, debbo ricordare che Bonavita ha registrato gli incontri.

Il dottor Casciello ha perfino indicato alla famiglia di Daniele Tortorelli, il primo bambino con la Niemann Pick che aveva cominciato la terapia, la via di Brescia come soluzione dei suoi problemi. Quando le cose si sono messe male, la segretaria del dottor Casciello si è premurata di scrivere un comunicato in cui si dichiara che loro si sono limitati a fornire alla famiglia solo l'indirizzo di Brescia. A scanso di equivoci e prima di beccarmi una denuncia per violazione della privacy: la famiglia Tortorelli ha autorizzato la divulgazione del suo nome.

Dopo sei mesi l'attività di Brescia fu bloccata da un'incursione dei NAS di Torino, accompagnati da due consulenti dell'AIFA.

Dopo un mese arrivarono altri ispettori dell'AIFA, rafforzati da consulenti del Centro Nazionale Trapianti. Questi ultimi furono forse i più determinati a trovare tutti i difetti possibili nel laboratorio di Brescia.

Mi dicono che la più rigorosa a criticare il nostro operato fosse una dottoressa del CNT. La stessa che mesi prima mi aveva comunicato per telefono che il Decreto Turco era decaduto. Ora si accaniva a definire inadatto il laboratorio appellandosi allo stesso decreto.

Uno dei più bei laboratori italiani è stato definito

«sporco», e comunque inadeguato secondo il Decreto Turco.

Il decreto non definisce la tipologia di laboratorio, ma si limita a richiedere una autocertificazione del direttore generale dell'ospedale. In realtà, rinvia a successive linee guida dell'Istituto Superiore di Sanità le procedure necessarie per produrre le cellule.

Nel 2008 l'ISS emise in effetti delle linee guida (requisiti di qualità farmaceutica) che suggerivano di utilizzare un laboratorio «GMP» per le procedure di produzione cellulare, credo per il fatto che il Decreto Turco stava per scadere e all'ISS non potevano sapere che il ministro Fazio avrebbe reiterato il decreto.

Gli ispettori AIFA e CNT hanno considerato vincolanti queste linee guida, ma hanno forse mancato di leggere la prima pagina dei «requisiti», dove sta scritto in grassetto che tali linee guida sono facoltative.

Si impone soltanto di raggiungere la «qualità farmaceutica».

Fu lo stesso ISS che, analizzando le cellule staminali sequestrate a Brescia, emise un comunicato stampa (n. 173) in cui definiva le cellule «pronte per qualsiasi uso terapeutico», quindi certificando il raggiungimento della qualità farmaceutica.

Pertanto avevamo ragione noi, come più tardi sentenziò il TAR di Brescia, ma l'attività di Brescia fu comunque interrotta dopo sei mesi dal suo inizio.

Comunque, per sei mesi, i biologi della Fondazione Stamina hanno collaborato alla produzione di cellule staminali nel laboratorio degli Spedali Civili di Brescia, e le cellule così prodotte sono state iniettate endovena e per via lombare a una serie di pazienti, dopo l'approvazione del Comitato Etico.

Imposi io stesso ai colleghi di Brescia dei protocolli d'indagine estremamente severi. Alla giusta critica secondo cui sottoponevamo i pazienti a esami non immediatamente utili a loro stessi, io ribattevo che avendo alle spalle un sacco di sciacalli che avrebbero definito non scientifici i dati raccolti, per il bene del progetto e di tutti i pazienti in attesa, era meglio eccedere in atti pur inutilmente formali.

A posteriori fu tutto inutile.

Gli ispettori dell'AIFA presero con sé la documentazione che interessava loro e mancarono di prelevare dalle cartelle cliniche molti dati. Poi dichiararono che questi stessi dati erano carenti. Nel ricorso al TAR di Brescia la Regione Lombardia ha puntualizzato questi errori compiuti dagli ispettori.

Celeste e gli altri

I risultati ottenuti a Brescia hanno superato ogni mia aspettativa.

Il mio scetticismo costituzionale è stato vinto dal pugno alzato (sono sensibile ideologicamente a certe forme di saluto) di Celeste che, invece di morire completamente paralizzata, sta migliorando in una situazione in cui il peggioramento e poi la morte sono la regola.

Celeste è affetta da Atrofia Muscolare Spinale (SMA1), una malattia genetica che provoca una paralisi completa e la morte per insufficienza respiratoria.

La prognosi dipende dalla precocità dell'esordio dei sintomi: chi si ammala alla nascita muore a sei mesi, chi come Celeste presenta i primi sintomi nel secondo mese di vita muore attorno ai 18 mesi, se non ventilato con una macchina e nutrito con un sondino che attraverso la pelle entra nello stomaco (PEG).

Chi si ammala più tardi può godere di alcuni anni di vita miserevole.

Quando ho visto la prima volta Celeste, lei aveva sette mesi di vita e poteva muovere solo un dito. Solo i suoi occhi stupendi erano capaci di muoversi e parevano chiedermi di salvarla.

Il Decreto Turco prevede che il paziente sia in immediato pericolo di vita o di progressione irreversibile dei sintomi. Anche se formalmente il decreto parla di terapie «avanzate e non ripetitive», il termine più vicino alla realtà è «terapia compassionevole».

Io non disdegno certo le severe forme della sperimentazione clinica, perché il pensiero scientifico richiede di ottenere risultati valutabili con serietà anche dal punto di vista statistico.

Ci sono voluti secoli di sofferenze e carne bruciata perché il modo di studiare la realtà di Galileo e Cartesio diventasse norma generalmente accettata.

La terapia compassionevole viola in parte queste norme.

Io guardo negli occhi Celeste e dichiaro che voglio salvare proprio lei, al di fuori di un protocollo di ricerca.

È un rapporto speciale tra un paziente e il suo medico, che accetta su di sé la responsabilità di quanto sta facendo. Se poi il paziente migliora, questo risultato viene considerato un elemento in favore dell'apertura di un protocollo di ricerca vero e proprio.

Chi afferma di aver trovato la cura di una malattia grazie al risultato di un solo paziente è certo imprudente, chi nega questo risultato senza aver nemmeno visto il paziente né la sua cartella clinica è un figlio di puttana.

Celeste aveva una paralisi completa in una malattia progressiva in cui è possibile che ci sia un plateau, una fase di qualche settimana in cui il peggioramento si arresta, ma Madre Natura vieta che possa migliorare.

Oggi Celeste muove braccia e gambe, si gira sul tronco tanto da rischiare di cadere dal lettino, fa bellissime smorfie in un faccino che dovrebbe essere pietrificato dalla paralisi, scribacchia meglio di come potrebbe fare qualsiasi bambino di tre anni.

Ad oggi altri sei bambini con SMA hanno seguito Celeste in questo progetto terapeutico. TUTTI sono migliorati.

Al di là degli occhi dei genitori, dei miei, di quelli del professor Marcello Villanova della Clinica Nigrisoli di Bologna e di altri specialisti, c'è la valutazione «obiettiva» secondo il protocollo diagnostico di Philadelphia (CHOP) che dimostra che Celeste è passata dal punteggio 1 a 25, che Desiree è passata da 8 a 25, che Sebastian è passato da 1 a 10. Come detto, a tutt'oggi i pazienti con SMA trattati sono sette. Tutti e sette hanno acquisito nuovi movimenti che prima non avevano. I risultati degli ultimi quattro sono ancora preliminari e sto per pubblicare su una rivista internazionale solo i primi tre.

I dirigenti della UILDM e delle Famiglie SMA, alcune associazioni che dovrebbero proteggere i pazienti affetti da malattie neuromuscolari, oltre a promettere sul loro sito che una cura farmacologica per la SMA è vicina (chissà perché), non perdono occasione per denigrare questo risultato, pur non avendo mai visto Celeste.

Non riesco a capire perché la notizia del miglioramento di una bambina non rappresenti un motivo di gioia.

Ci è vicina invece la principale associazione di genitori con bambini affetti da SMA, l'ASAMSI. Privi di conflitti d'interesse mettono al primo posto l'interesse dei loro bambini e non i rapporti con istituzioni e case farmaceutiche.

Il papà di Celeste in un intervento pubblico ha lamentato che «nessuno gli ha mai chiesto come sta Celeste», mentre alcuni dichiarano pubblicamente che la bambina non può aver avuto vantaggi dalla terapia.

Anche i prodi ispettori del ministero, trovando tutti i difetti della metodica, si sono guardati bene dal visionare le cartelle cliniche di Celeste e degli altri pazienti di Brescia.

In realtà, ne hanno letta una, che riportava il risultato (e che risultato!) in un adulto con sindrome di Kennedy, simile alla SMA adulta, il quale affetto da una paralisi progressiva dopo la cura si era messo a fare flessioni sul pavimento.

Il paziente è un collega, alto dirigente della Sanità lombarda.

Era stato un atleta e la malattia genetica stava minando la sua possibilità di godersi la vita, portandolo lentamente verso la paralisi e quindi alla morte. Perfino la sua faccia cambiò dopo le cure, mutando da una forma triangolare a causa dell'atrofia dei muscoli masticatori a una forma quadrata da «macho». Si mise a fare di nuovo attività atletica e guadagnò una decina di chili di massa magra, cioè di muscoli.

Quindi, in un comunicato del ministero, sono arrivati, bontà loro, a dichiarare che un solo paziente su dodici aveva avuto dei miglioramenti «soggettivi».

Pare proprio che in Italia a nessuno interessi che dei pazienti condannati a morte siano migliorati.

Invece il professor John Bach, luminare degli USA nel campo della SMA, si è degnato di arrivare fino a Mestre per visitare la bambina e vedere i filmati che la ritraggono prima e dopo la cura. Ho incontrato Bach a casa di Celeste e ho visto i suoi occhi luccicare di entusiasmo nel vedere muoversi la piccola. Dopo un anno ha voluto ritornare in Italia e partecipare a un convegno dell'ASAMSI, ma soprattutto venire di nuovo a constatare il miracolo rappresentato da questa bambina.

Bach, a voce e per iscritto, dichiarava: «Non ho mai visto una paziente con SMA1 comportarsi come Celeste». Mi scrive che i suoi pazienti sarebbero «thrilled», eccitati, se una simile terapia fosse disponibile.

Hanno interrotto troppo presto le cure altri pazienti, ma certamente i genitori di Daniele, malattia di Niemann Pick già trattata a San Marino e a Trieste, possono testimoniare il miglioramento dell'attenzione e della deglutizione del bambino.

La mamma di Nicole, affetta da esiti di asfissia neonatale, ha segnalato che la bambina non ha avuto più convulsioni, si muove meglio, deglutisce meglio e non rischia più polmoniti «ab ingestis». Il deglutogramma, un esame radiologico, conferma che quanto testimoniato dalla madre non è un effetto «placebo by proxy», un'illusione di chi sta vicino al malato.

Un paziente con Parkinson pare avesse ripreso a uscire di casa, ma il black-out dei rapporti tra noi e la dirigenza di Brescia non ci permette di confermare il successo. Tanto per capire qual è il clima che si è instaurato tra di noi e l'ospedale, lo stesso giorno in cui hanno dichiarato che nessun paziente in cura era migliorato ci hanno imposto di continuare la terapia a questo paziente, congiunto di un dirigente.

Federico, affetto da leucodistrofia di Krabbe, la più brutta delle leucodistrofie, nonostante il mio scetticismo iniziale ha iniziato la cura a Brescia. Quando si tenne un'udienza al tribunale di una città del Centro Italia per discutere l'opportunità della continuazione delle cure, comparve quale testimone del miglioramento lo stesso Procuratore Capo che aveva visto il bambino prima e dopo la terapia.

Vita o morte?

Nel 2013 giornali e molti siti Internet siciliani hanno parlato del piccolo miracolo di Smeralda. La bambina era nata con una grave asfissia cerebrale, cui era conseguito un gravissimo danno cerebrale. Fin dall'inizio la bambina non era stata in grado di respirare da sola e per un anno era stata tenuta in vita nel reparto di rianimazione dell'ospedale Garibaldi.

Davide aveva accolto l'appello dei genitori per un tentativo con staminali.

Io, come spesso, mi ero dimostrato scettico prevedendo un insuccesso, delusione dei genitori e interventi di vari sciacalli. Ancora una volta Davide ebbe ragione.

Uscimmo dall'ospedale Garibaldi con la borsa contenente il midollo prelevato dal valente collega catanese (tutti quelli che nomino vengono sputtanati) tra due carabinieri. Questo faceva parte dei miei incubi degli ultimi anni, ma in questo caso ci accompagnarono due simpatici carabinieri che con la sirena e le luci blu ci portarono fino all'aeroporto, dove fummo accolti anche da un'affascinante ufficiale dell'Arma.

Il volo su un piccolo bimotore privato ci fu offerto gratis da un generoso benefattore e il midollo raggiunse l'aeroporto di Brescia forando sobbalzante nuvole e tempeste.

A Brescia le cellule furono messe in coltura e dopo un mese Smeralda fu sottoposta alla prima iniezione delle sue cellule (trapianto autologo), dopo essere stata trasportata da un aereo dell'Aeronautica. Allora lo Stato era con noi.

Dopo un mese Smeralda fu, per la prima volta nella sua vita, capace di respirare senza ventilatore meccanico per alcuni minuti. Il miglioramento è registrato in cartella clinica.

Andai io stesso a registrare su iPad i suoi primi movimenti volontari.

Smeralda, ormai dimessa dall'ospedale, rimane una bambina seriamente danneggiata e non so quale sia il suo futuro, anche considerati gli effetti della sospensione delle cure per alcuni mesi imposta dall'AIFA; rimane un modello di risultato scientifico (come starebbe ora se fosse stata curata subito dopo l'asfissia?) e di discussione etica sull'accanimento terapeutico e sull'eutanasia, che ritengo sia molto importante.

In Italia è molto attiva la discussione sul diritto alla scelta individuale alla sospensione delle cure, e alla stessa eutanasia nei pazienti in coma.

Credo che Davide Vannoni abbia messo un macigno sopra questo tavolo di discussione. L'associazione Luca Coscioni si agita molto contro la nostra metodica; io sono fermo sull'idea che l'eutanasia non sia un'alternativa a una terapia «pericolosa».

Smeralda non è stato il primo coma che abbiamo «svegliato».

Alcuni anni fa, durante il periodo eroico e confuso in cui ho iniziato a utilizzare le cellule prodotte da Stamina a Trieste, avevo iniettato cellule staminali autologhe a un bambino di due anni, in coma e paralizzato totalmente dopo un terribile colpo di frusta subito in un frontale automobilistico.

Il bambino aveva smesso immediatamente di respirare per rottura del midollo spinale a livello cervicale (C1) ed era stato soccorso da un medico arrivato venti minuti dopo con un elicottero che sorvolava per caso la zona.

Fu ventilato da allora attraverso una tracheostomia.

Noi iniziammo le cure dopo un anno. Dopo la prima iniezione lombare non successe niente, un mese dopo la seconda il bambino pianse quando il padre disse che se ne sarebbe andato. Oltre a recuperare completamente lo stato di coscienza, il piccolo cominciò a sollevare le spalle e a contrastare occasionalmente il ventilatore meccanico. Poi fummo fermati dalla Magistratura torinese e ho perso di vista questa famiglia.

Si tratta del successo più penoso della mia vita: ora esiste un bambino consapevole di essere paralizzato per sempre, mentre prima almeno la sofferenza gli sarebbe stata evitata.

In Sicilia oggi è molto attiva l'associazione «Sicilia Risvegli», guidata dal signor Salvatore Crisafulli, che con un fratello in coma ha deciso di battersi per il diritto alle cure con staminali, contro quella che considera un'eutanasia di Stato.

Certo è almeno curioso che si consideri «pericolosa» per la salute una terapia (finora innocua) praticata su un paziente in coma. Il fratello è morto in attesa delle staminali, ma Crisafulli continua a combattere per gli altri pazienti.

Quanto al concetto di pericolo, mi ricordo bene gli occhi «cattivi» del padre di Celeste la prima volta in cui ci siamo parlati delle prospettive di cura con staminali. Volendo fare il duro gli dissi che, oltre a non potergli promettere alcun risultato, gli avrei fatto firmare col sangue un consenso informato in cui avrei dettagliato tutti i pericoli di questa cura (infezione, emorragia, e così via), compresi quelli che non ritenevo ragionevoli come la crescita dei tumori.

Il padre quasi gridando ribatté: «Che cazzo vuole che mi importi del rischio di cancro? Mia figlia sarà morta fra sei mesi!».

In fondo non aveva torto, era come rifiutare l'ultima sigaretta davanti al plotone di esecuzione per la paura del cancro polmonare.

Una signora con SLA in uno stadio molto avanzato, allettata e incapace di parlare, sofferente per gli spasmi a una coscia, ha ricevuto tre iniezioni di staminali intratecali. Dopo la prima iniezione i dolori erano scomparsi, dopo la seconda si normalizzava la deglutizione e la ripresa di alcuni movimenti faceva sperare che avesse alcuni anni per godersi ancora la vita.

Più di recente un'altra paziente con SLA, madre di un collega, ha ripreso alcuni movimenti già perduti. L'otorinolaringoiatra ha dimostrato la ripresa della motilità delle corde vocali, prima immobili.

Non mi aspetto miracoli nella terapia della SLA, soprattutto nelle forme molto avanzate. Dalla nostra modesta esperienza, e leggendo l'esperienza degli israeliani, credo di poter garantire solo leggeri miglioramenti e l'arresto della progressione verso la morte. Altro sarebbe iniziare la terapia immediatamente dopo la diagnosi.

Le ricerche sulle staminali

Nel caos mediatico-giudiziario di questi mesi nessuno capisce più niente. A volte persino io perdo il filo.

Mi rendo, però, conto che nella valanga di fango che è stata rovesciata su di me e su Vannoni rischia di passare il messaggio che le cellule staminali non esistono e che noi siamo dei ciarlatani.

Chiariamo allora alcuni punti: la ricerca sulle staminali è in corso in diversi centri di ricerca.

Per esempio, il professor Angelo Vescovi, direttore scientifico dell'Ospedale di San Giovanni Rotondo, negli ultimi mesi è riuscito a ottenere, dopo anni di tentativi, il permesso di iniziare una sperimentazione con cellule staminali fetali in alcuni pazienti con SLA.

Io auguro tutto il bene possibile ai suoi pazienti e spero avvenga il miracolo di vederli migliorare. A differenza della metodica Stamina, la metodica di Vescovi prevede di iniettare direttamente nel midollo spinale, dentro al tessuto nervoso, non nel liquido cefalorachidiano come facciamo noi, le sue cellule.

Per raggiungere il bersaglio i suoi neurochirurghi devono smontare letteralmente le vertebre, in un intervento che dura da sei a nove ore. Si tratta di un intervento spaventosamente invasivo, ma sarebbe giustificabile in una malattia mortale se avesse buone chance di successo.

A parte che per una minoranza di pazienti con SLA esclusivamente spinale, i sintomi peggiori (l'impossibilità di muovere altro che gli occhi, la spasticità, la morte respiratoria) derivano dalla morte dei motoneuroni della corteccia cerebrale e del bulbo. Quindi una cellula iniettata nel midollo spinale non raggiunge il bersaglio più importante.

Alla fine della fase «uno» della sperimentazione su sei pazienti, due erano morti per progressione della malattia e quattro non erano migliorati. Però, sui giornali si legge del grande successo di questa sperimentazione. Viene da chiedersi perché.

Come è stato ben dimostrato da pubblicazioni internazionali, le cellule di Vescovi non si muovono che di pochi millimetri dalla sede dell'iniezione, mentre le nostre «vanno a spasso per il liquor» alla ricerca del bersaglio riconosciuto grazie a segnali chimici di sofferenza cerebrale.

Se avessi a disposizione le cellule di Vescovi io proverei a utilizzarle piuttosto nelle lesioni spinali traumatiche nelle quali il danno è ben definito e sarebbe agevole iniettare le cellule nella sede della lesione.

Per la sclerosi multipla è in corso un progetto europeo di sperimentazione con staminali gestito dal professor Antonio Uccelli. Finalmente, dieci anni dopo che io stesso avrei voluto passare dai più pericolosi trapianti di midollo autologo alle staminali, qualcosa è partito. Le infusioni sono solo endovenose e quindi si ricerca l'effetto immunosoppressivo delle staminali e non quello rigenerativo. Probabilmente si eviterà la progressione della malattia, ma non la ripresa di movimenti perduti. In ogni caso si tratta di un passo importante.

Perché quello che facciamo noi è così osteggiato?

I nostri risultati, in un mondo normale, dovrebbero creare un clima di pur moderato ottimismo tra chi si trova nella condizione di gestire i pazienti con queste malattie. Un medico in buona fede dovrebbe affermare che un solo caso non dimostra in maniera assoluta che una certa terapia funziona, ma almeno considera questa evidenza meritevole di essere riconfermata in uno studio su altri pazienti.

Per quale motivo un medico qualunque dovrebbe negare un risultato come quello di Celeste, pur senza aver visto la bambina?

Ci sono molte spiegazioni: alcune non le espongo in dettaglio per evitare di spendere troppo in avvocati.

Mettiamo che uno stimato esperto di staminali, magari consulente del ministero, abbia aperto una società in Svizzera e veda diminuire il valore delle sue azioni, se si prospettasse una cura efficace e gratuita per tutti i pazienti.

E ancora. Esistono cure farmacologiche alternative alle staminali. Ci sono multinazionali che finanziano raccolte dati e ricerche necessarie alla registrazione di questi farmaci prima dell'uscita in commercio. Chi sta ricevendo questi fondi (non necessariamente per se stesso) vede come il fumo negli occhi chi suggerisce una terapia con staminali. Il dubbio che questa motivazione possa essere reale mi è venuto quando ho letto sul sito di una ditta farmaceutica lo stesso testo di critica al sottoscritto già pubblicato sul sito di una delle associazioni che dovrebbero sostenere le famiglie di bambini con SMA.

Consideriamo poi il problema di un famoso esperto di malattie genetiche, punto di riferimento per le associazioni di cosiddetto volontariato.

A lui si rivolge una famiglia disperata che ha appena ricevuto una diagnosi terribile: il loro bambino non si alzerà mai dal letto e avrà una vita brevissima. I genitori chiedono al luminare una terapia di qualsiasi tipo in qualsiasi parte del mondo. Il professore risponde che non ci sono cure né speranze e suggerisce l'*accompagnamento*, qualcosa di molto vicino all'eutanasia passiva.

I genitori tornano a casa, decidono di portare il bambino a Milano in una clinica dove si «accompagnano» i bambini alla morte. Se la morte tarda si somministra un po' di morfina per rendere più veloce e «dolce» il trapasso.

Il bambino muore. Poi alla tivù sentono che tale dottor Andolina ha ottenuto dei risultati positivi in Celeste. Tornano dal professore, forse con una pistola in tasca, e gli chiedono conto dei suoi consigli. Questi cerca di salvarsi l'immagine, se non la vita, dichiarando che io sono un imbroglione, pure indagato per crimini orrendi.

La situazione più semplice è quella di chi, ignorante come una capra, viene intervistato dalla tivù o dai giornali. Non può entrare nell'argomento con dati tecnici, ma si limita a slogan semplici sull'importanza del rispetto delle regole della ricerca. Qualche volta queste persone diventano consulenti del ministero.

C'è poi chi, da una posizione di potere, ha impedito che un paziente potesse essere curato con staminali. È probabile che tale comportamento sia stato inizialmente motivato in buona fede dalla convinzione che le staminali non funzionassero. Se si dimostrasse, o meglio se si continuasse a dimostrare al di là di ogni dubbio, che la nostra metodica funziona, questa tipologia di persone rischierebbe un procedimento penale per omicidio o, per gli Intoccabili, una grave lesione di immagine.

Gli esperti

È ovvio che un ministro della Salute, non laureato in Medicina, abbia bisogno di circondarsi di esperti. Nel 2012 e 2013 due ministri della Sanità, rifiutando un confronto con noi, hanno finito per prendere atto solo delle opinioni dei dirigenti dell'AIFA e del CNT, e poi della commissione nominata proprio sul problema delle staminali e di altri personaggi autorevoli. Vediamone alcuni.

La mia stima per il professor Silvio Garattini quale illustre farmacologo mi rende imbarazzante citare il suo piccolo errore nel confondere la nostra terapia compassionevole (il termine esatto è «terapia non ripetitiva al di fuori di sperimentazioni») secondo il DM 2006 con un protocollo di ricerca farmacologica che ha ben altre regole, o con le terapie compassionevoli con farmaci definite da un altro decreto del 2003.

Un dirigente del Centro Nazionale Trapianti, cui è stato affidato purtroppo anche il controllo dei trapianti di midollo che nulla hanno a che vedere con i trapianti (chirurgici) di organo solido, avrebbe definito «pericolose» le nostre cellule quando prelevate da altra persona. Terrorizza sapere che la massima autorità di controllo sui trapianti ritenga che alcune decine di migliaia di trapianti allogenici, cioè da altro donatore, eseguiti nel mondo siano stati pericolosi.

Il professor Massimo Dominici ha studiato in un laboratorio di Modena le nostre cellule per conto del ministero.

Dominici, in una lunga esposizione in cui di fatto dimostra che le nostre cellule sono staminali (probabilmente i suoi biologi sanno il fatto loro), ha chiosato con alcuni commenti graditi «in alto», uno dei quali è stato quello secondo cui noi abbiamo mancato di eseguire i test di compatibilità HLA su donatore e ricevente.

Come si fa a spiegare a questo esperto che la compatibilità HLA vale molto per i trapianti di midollo, poco per i trapianti d'organo e nulla per le staminali?

Se Dominici avesse ragione, l'AIFA dovrebbe chiudere i laboratori di Monza e Bergamo, che forniscono cellule prelevate da pool di donatori di midollo.

Poi Dominici non è riuscito a coltivare cellule nervose secondo la nostra metodica; se ci chiedesse quali sono i punti chiave della procedura di differenziazione neurale, magari potremmo dirgli dove ha sbagliato.

Sempre Dominici ha segnalato al ministero che una

delle nostre provette sequestrate a Brescia conteneva cellule staminali «contaminate» da molte altre cellule midollari e quindi non pure. Se gli ispettori avessero avuto la prudenza e la cortesia di chiederci di che provetta si trattava, avrebbero saputo che quella conteneva un frullato di midollo ancora non processato per selezionare le cellule staminali.

Questo errore marchiano è stato usato ancora un anno dopo da alcuni giornalisti dalla dubbia obiettività per scrivere che dentro alle nostre provette «non c'erano staminali».

La dottoressa del CNT pare fosse particolarmente inferocita constatando che le provette avevano i dati del donatore scritte con la matita anziché con il pennarello. Anche qui, parlandone, avrebbe saputo che noi immergiamo le provette in alcool freddo per la procedura di congelamento, e pennarello o etichette adesive sarebbero scomparsi.

Degli «esperti» nominati membri della commissione ministeriale che doveva controllare la sperimentazione secondo la legge 57/13 parlerò più avanti.

Capitolo Nono

La legge, la giustizia, i malati

Di solito in tivù i politici presi con le mani nel sacco si dichiarano fiduciosi nell'operato dei giudici. Io ho avuto seri motivi personali per dubitare nell'operato dei magistrati, ma ho visitato troppi Paesi dove giudici e polizia non reprimono il crimine lasciando bande criminali a trasformare il Paese in un inferno.

Quindi i giudici, come i medici, possono sbagliare distruggendo delle vite, ma non c'è alternativa.

Detto questo tenere il filo delle offensive e controffensive giudiziarie non è come dirlo. Dopo l'offensiva della Procura di Torino che aveva bloccato le cure a Trieste e a Brescia c'è stata una controffensiva delle famiglie.

Nel 2012 due valenti avvocati veneziani, Marco Vorano e Dario Bianchini, sono riusciti a far applicare l'articolo 700 del Codice Civile sull'urgenza di alcune terapie, e altri avvocati li hanno seguiti. Con il loro intervento hanno consentito di rimuovere il blocco alle cure imposto dall'intervento dell'AIFA.

Giudici civili da Trento a Marsala hanno accolto i

ricorsi della famiglia di Celeste e di altri pazienti, che hanno potuto riprendere le cure a Brescia. Questi giudici, oltre al citato articolo del Codice Civile, hanno ricordato i numerosi richiami della Costituzione al diritto dei cittadini alle cure e alla parità di trattamento.

Mi ha fatto malignamente piacere l'opinione del giudice di Matera che ha stigmatizzato l'operato ondivago dell'AIFA, che avrebbe privilegiato nella sua critica elementi puramente formali del nostro operato, trascurando la propria «mission» prioritaria di difesa della salute per i singoli.

Lo stesso ospedale di Brescia, che ci aveva sostenuto nella prima fase, ha cercato e cerca di opporsi in ogni modo alla ripresa delle cure imposte dal tribunale.

L'avvocato dell'ospedale ha fatto tutto il possibile per convincere i giudici a non dare ragione alle famiglie, arrivando perfino ad affermare che io non sono affidabile. I suoi dirigenti, che pur ci hanno affidato da curare i loro congiunti, lamentano i costi insostenibili di queste cure. Visto che la preparazione delle cellule la paga Vannoni di tasca sua, l'ospedale pare crollare sotto il peso del lavaggio delle lenzuola.

Parallelamente hanno speso mezzo milione di euro in cause civili per opporsi alle cure di ulteriori pazienti.

Sto cercando di spiegare e giustificare questo comportamento apparentemente inqualificabile.

Posso pensare che il direttore generale abbia ritenuto prioritario difendere il suo ospedale da pressioni che forse stava subendo dal ministero. Del tipo: tu molli Stamina oppure ti chiudiamo il Centro Trapianti trovando della sporcizia dietro un frigorifero.

Un'altra spiegazione potrebbe riguardare la sicurezza personale dello stesso direttore (purtroppo deceduto di recente), che non poteva ignorare che perfino il direttore generale del Burlo si è trovato indagato assieme a me per l'affare Staminali.

Il dottor Mauro Delendi, direttore generale del Burlo, era già molto se sapeva che io facevo trapianti di midollo da trent'anni, non avrebbe saputo distinguere una staminale emopoietica da una mesenchimale, e quindi legittimamente potrebbe dichiarare che non «sapeva che cosa facevo». Eppure risulta fra i miei complici.

Essere rinviato a giudizio per associazione a delinquere per «produzione di farmaci pericolosi per la salute» può rovinarti la vita, soprattutto se sei un dirigente di un ospedale pubblico.

Un ricordo vada al dott. Nello Martini, già direttore dell'AIFA, che indagato per un altro reato, fu licenziato e non riprese il suo posto all'AIFA neanche quando fu riconosciuto innocente.

Ci sarebbero tante morti da piangere, anche di bambini che non ho mai visto, i cui genitori mi hanno chiesto aiuto, ma che non ho potuto aiutare, neanche umiliandomi ai piedi del direttore, supplicandolo di salvare una piccola vita.

Oggi il dolore per i miei morti si associa alla rabbia impotente per non aver potuto fare nulla, perché Qualcuno me lo ha impedito e continua a impedirlo.

I miei morti non chiedono più giustizia, perché sappiamo che giustizia non ci sarà. Per loro, per le loro famiglie, io miro ormai solo alla vendetta.

Vendetta incruenta, attraverso la pubblicazione di queste pagine e ogni altro mezzo di comunicazione cartacea ed elettronica, in modo che chi ha ucciso, chi non ha avuto pietà, debba passare tra gli altri esseri umani a occhi bassi, oggetto di riprovazione e disprezzo.

Il Decreto Balduzzi

In questo strano Paese ciò che sembrava impossibile è diventato un caso nazionale grazie a una trasmissione televisiva.

Nel 2013 *Le Iene* hanno cominciato a intervistare i genitori dei nostri bambini, e hanno mostrato a tutti Celeste sgambettare e disegnare con due penne in mano.

In un Paese normale il miglioramento di un paziente avrebbe dovuto essere confermato leggendo la cartella clinica degli Spedali Civili di Brescia e degli altri ospedali dove i pazienti vengono seguiti prima e dopo la cura.

Invece, il nostro ministro ha dovuto sapere la verità guardando la tivù.

Per settimane *Le Iene* hanno mostrato i diversi bambini e dato voce ai genitori.

I loro appelli hanno scosso le coscienze degli italiani. In poche settimane sono state raccolte quasi 500.000 firme in favore della continuazione delle cure.

È stato detto che noi di Stamina abbiamo sobillato la gente a protestare.

Invece, credo che si tratti della stessa situazione che ho vissuto negli anni Ottanta: bisognava fare trapianti di midollo anche nei bambini, ma nessuno si muoveva.

Io ho cominciato a lavorarci sopra con i donatori

di sangue e con le famiglie di leucemici organizzate nell'AGMEN (Associazione genitori malati emato-patici neoplastici).

La sociologa Emanuela Rinaldi chiama questo modus operandi «Organizzazione Sociale della Scienza». Nessuno scienziato può astenersi dal confronto con i portatori di interesse.

Il ministro Balduzzi si è sentito in dovere di fare qualcosa e il qualcosa è diventato un decreto, che da un lato permette la continuazione delle cure ai pazienti già in trattamento, dall'altro di fatto impedisce di curarne degli altri.

A tutti i livelli questo decreto è stato considerato anticostituzionale, primo fra tutti il giudice civile di Trento che ha imposto la cura con staminali a Desiree.

Il lavoro eccezionale della senatrice Anna Bonfrisco di Forza Italia (nessuno è perfetto) ha portato il Senato a votare all'unanimità un emendamento al Decreto Balduzzi che permetteva la cura ai bambini trattati a Brescia, estendendo questo diritto a TUTTI i futuri pazienti utilizzando laboratori di tipo trapiantologico come quello di Brescia (laboratorio GLP).

Almeno dieci città avrebbero potuto dividersi l'enorme mole di malati in lista d'attesa a Brescia.

Le duecento telefonate che ricevevo ogni giorno, finché la batteria del telefono non si scaricava, avrebbero potuto essere condivise con altri colleghi, con vantaggi per chi non riesce a trovarmi e per il mio elettrocardiogramma sotto stress.

Il decreto uscito, emendato al Senato, ha scatenato una reazione inaudita.

Qualcuno a capo delle multinazionali del farmaco ha capito che stava per scoppiare una rivoluzione che avrebbe fatto saltare il sistema che sta bloccando le cure con staminali, nell'attesa che le ditte siano pronte a mettere in commercio le loro fiale di cellule.

Se dopo un paio d'anni alcune centinaia di pazienti paralitici italiani fossero stati visti camminare dopo un trattamento molto economico attuato in laboratori diffusi sul territorio nazionale, ci sarebbe stata un'invasione di tedeschi e francesi in carrozzina. I governi europei si sarebbero resi conto della situazione e il Parlamento europeo avrebbe modificato immediatamente la Direttiva.

Sarebbe stato un danno miliardario per le multinazionali.

La reazione è stata poco meno violenta di quella che le multinazionali del petrolio hanno prodotto spingendo per l'invasione dell'Iraq.

Non ci hanno bombardato con missili Cruise, ma con articoli sulle maggiori riviste scientifiche del mondo. Ad esempio, «Nature» è intervenuta a gamba tesa su una scelta politica di un Paese sovrano.

Due articoli di «Nature» infangano l'immagine di quello che è stato un grande giornale. Il primo articolo accusa Vannoni di aver plagiato la metodica da una biologa ucraina. L'evidenza che la dottoressa fosse una collaboratrice di Vannoni e che quindi questi avrebbe plagiato se stesso non ha impedito al direttore dell'AIFA, dottor Luca Pani, di affermare pubblicamente che questo articolo è «dinamite» sul progetto approvato dal Parlamento.

Il secondo articolo di «Nature», che spero costi alla rivista qualche milione di danni dopo la querela, cita due bambini morti a Trieste dopo essere stati curati con le nostre cellule.

Era evidente anche da un articolo pubblicato dal dottor Marco Carrozzi che i bambini erano stati curati con una metodica diversa, con cellule prodotte dal laboratorio GMP di Monza, eppure la notizia andava consumata nel breve termine per indebolire politicamente chi ci sostiene.

Come diceva Napoleone, non è importante che una bugia venga scoperta, basta che ciò succeda quando la verità non interessa più a nessuno.

Così si sono accodati alla lista dei detrattori della domenica i vari professori De Luca, Cattaneo, Bianco, Dallapiccola, e via elencando.

È stato mosso perfino Shinya Yamanaka. Ottimo scienziato, inventore di un sistema di manipolazione delle cellule staminali che al momento servono per far crescere tumori negli eventuali pazienti cui venissero iniettate, si è esposto con commenti che resteranno appiccicati sulla sua immagine di scienziato.

Visto che ho il dente avvelenato, ricordo che è stata l'Agenzia europea del farmaco a dichiarare innocue le nostre staminali adulte e pericolose quelle di Yamanaka (DNA instabile) e le embrionali care alla senatrice Cattaneo.

I miei avvocati credo mi sconsiglierebbero di citare gli onorevoli che hanno stretti rapporti con Farmindustria.

Alla fine di questa offensiva contro Stamina il ministro della Sanità, onorevole Beatrice Lorenzin, è intervenuta criticando il decreto uscito dal Senato, l'onorevole Renato Brunetta si è distinto in un'operazione lobbistica di revisione del decreto e alla fine prima la Commissione Affari Sociali e quindi la Camera hanno votato un emendamento che stravolge il testo del Senato.

Spero non sia vero il gossip secondo cui, mentre io e Davide venivamo umiliati dalla Commissione Affari Sociali della Camera, nella stanza attigua rappresentanti delle multinazionali del farmaco assistessero in videoconferenza ai lavori della Commissione.

È stato uno dei momenti più umilianti della mia vita. Negli occhi dei deputati era già scritto il verdetto contrario alla legge già votata in Senato, e mentre parlavo mi domandavo perché avessi voluto accettare di fare quella magra figura.

Deputati di forti radici cattoliche, come l'onorevole Paola Binetti, si sono trovati di fatto concordi con i sostenitori dell'eutanasia della Fondazione Luca Coscioni. Come sostengono alcuni autorevoli rappresentanti di Famiglie SMA o UILDM, la nostra terapia è pericolosa e quindi le va preferito l'*accompagnamento* (forma di eutanasia neanche tanto passiva) attuato in ospedali pubblici a spese del Servizio Sanitario Nazionale. Se non ci fosse una terapia per la SMA potrei anche condividere la scelta di alcune famiglie. Ma visto che Celeste e Desiree stanno migliorando, uccidere un bambino per evitare che faccia una terapia «pericolosa» mi pare inopportuno.

Lasciare un bambino in braccio alla madre senza ventilazione e nutrizione invasiva è una forma dolce di eutanasia passiva. Qualora si aggiunga la somministrazione di morfina (rallentamento del respiro) e benzodiazepine (aumento del catarro) il termine più adatto sarebbe quello di eutanasia attiva. Per la legge italiana si chiama ancora omicidio.

Alla fine è stata votata la legge 57/13 ed è una montagna che partorisce un topolino. I pochi prossimi pazienti che entrassero in un protocollo sperimentale dovrebbero essere curati con cellule prodotte da Stamina in laboratori di classe farmaceutica (GMP).

Purtroppo anche questa legge rischia di essere disattesa.

La ministra Lorenzin ha scelto tra i membri della commissione scientifica che controllerà la sperimentazione quasi solo persone con un poderoso conflitto d'interesse.

Pressoché tutti avevano manifestato prima e perfino dopo la loro nomina forti critiche nei confronti della metodica Stamina. Il curriculum, per la maggior parte, si basava soltanto su questo; se tra di loro c'era un esperto di staminali era forse molto timido e per questo non l'ho sentito esprimersi nelle varie riunioni presso l'Istituto Superiore di Sanità.

Come dice la senatrice Bonfrisco, «hanno dato il controllo della banca del sangue a Dracula».

I membri della commissione, prima di essere eletti, hanno firmato una dichiarazione di assenza di conflitto d'interesse.

Obbedienti al committente i membri della commissione hanno espresso alla fine un parere negativo sulla sperimentazione, e quindi le probabilità che si cominci a lavorare sul serio si sono azzerate.

Le motivazioni che definiscono le nostre cellule pericolose sembrano una barzelletta.

Purtroppo l'onorevole Lorenzin – la laurea non è obbligatoria per diventare ministro ma aiuterebbe a evitare orrende cantonate – ha preso per buone le motivazioni della «pericolosità» delle nostre cellule. Le riporto e le contesto punto per punto.

Le cellule staminali possono trasmettere una malattia virale. Dal momento che i donatori vengono testati come qualunque donatore di sangue o di midollo, i commissari dovrebbero vietare anche le trasfusioni e i trapianti.

La sospensione cellulare, essendo prelevata dall'osso, può contenere dei frammenti d'osso. La sospensione cellulare iniziale contiene certo dei pezzettini d'osso, ma dopo un mese di lavaggi due volte alla settimana, non restano che cellule purissime.

Le ripetute iniezioni di cellule possono indurre una reazione allergica nel cervello. Le cellule staminali bloccano normalmente le reazioni immunologiche, e dopo centinaia di iniezioni un evento del genere si sarebbe visto.

Per i membri della commissione, per Pani dell'AIFA, per la ministra, sono invece irrilevanti i risultati eclatanti considerati interessanti da due famosi medici americani, dal massimo esperto italiano di SMA, da un gran numero di medici e fisioterapisti.

Ho avuto pena per uno dei membri della commissione, che intervistato dalle *Iene* ha dimostrato a decine di migliaia di italiani di non sapere nulla della SMA. «Celeste ha tre anni? Non è possibile, le SMA muoiono tutte a due anni...»

La ministra ha accolto certo con piacere una relazione della direzione di Brescia che dichiarava che dalle cartelle cliniche risulta l'assenza di benefici – chissà come faranno a dimenticare che Celeste si muove, come pure si muove lo stesso direttore generale vicario della Sanità lombarda – per distruggere tutto il nostro lavoro.

La direzione di Brescia in effetti avrebbe inviato al ministero una relazione del genere (in cambio di cosa?) e ce lo comunicava lo stesso giorno in cui ci impose di continuare a curare con staminali un proprio congiunto.

Di nuovo la soluzione sarebbe arrivata dai magistrati.

Il TAR del Lazio ha sentenziato che i membri della commissione ministeriale avevano, come da noi denunciato, un conflitto d'interesse. La commissione è stata sciolta. La ministra rimane al suo posto...

Ad abundantiam il TAR di Brescia cui avevano ricorso alcune famiglie, pur non potendo disapplicare il blocco dell'AIFA sull'ospedale di Brescia, dichiara il laboratorio in cui abbiamo lavorato idoneo per ambiente e procedure. Insomma, non avrebbero dovuto fermarci. E allora chi pagherà le morti che sono seguite?

Almeno due Procure hanno ricevuto denunce molto ben documentate da parte di famiglie che hanno ritenuto penalmente rilevante il comportamento di ministra, organismi di controllo ed esperti. Credo che almeno un «fascicolo» sia stato aperto, con allegati alcuni miei commenti.

Assediati da cosiddetti membri della Comunità Scientifica, da politici potentissimi, non ci aspettavamo di avere dalla nostra parte, dalla parte dei pazienti, il Santo Padre.

Papa Francesco ha incontrato la famiglia della piccola Noemi, ammalata come Celeste di SMA1, e ha garantito il suo interessamento finalizzato a salvare la bambina. La bontà d'animo del Papa non è una sorpresa, quello che ha sorpreso la stessa famiglia di Noemi è stato il fatto che «il Papa sapeva tutto». Ha inviato i suoi cardinali a investigare sull'argomento, come non ha fatto il ministero. L'Elemosiniere del Papa è andato in piazza Montecitorio nella tenda dove da mesi vivono i fratelli Biviano, affetti da distrofia muscolare, pronti a morire ma non a cedere prima di aver avuto una risposta seria dal governo. Sono state raccolte le testimonianze dei pazienti già in cura a Brescia, ed evidentemente i consulenti del Papa hanno raggiunto conclusioni difformi da quelle della ministra Lorenzin.

Non so se il Santo Padre potrà aiutare concretamente Noemi e le altre centinaia di pazienti che si stanno spegnendo nell'attesa che l'ospedale di Brescia ottemperi alle sentenze dei giudici. È certo che, nei nostri cuori, è stato raggiunto un gigantesco risultato. Sappiamo che non siamo soli.

Stavamo vincendo

Quale termine diverso da «crimine organizzato» per definire il comportamento contro Stamina dal mese di dicembre 2013?

Stavamo vincendo.

Il TAR del Lazio sconfessava la ministra Lorenzin e la sua scelta di membri della commissione scientifica in quanto gravati di seri problemi di conflitto d'interesse, il TAR di Brescia non poteva disapplicare lo stop dell'AIFA, ma ricordava che il laboratorio di Brescia in cui stavamo lavorando era idoneo per ambienti e procedure a trattare le cellule. Quindi vacillava la poltrona di una ministra e rischiavano un'incriminazione per «delitto contro la pubblica amministrazione» – se non peggio, visti i morti – coloro che ci avevano fermati.

Le famiglie dei bambini in cura avevano mostrato a Roma i risultati obiettivi delle cure, portando a prova dei successi i documenti raccolti in ospedali pubblici e le certificazioni di esperti internazionali.

Si sapeva che la biologa di Stamina, Erica Molino, stava per partire per Miami per far eseguire dal professor Camillo Ricordi, autorità mondiale nel campo, degli esami sulle cellule trattate a Brescia. Nessun dubbio che si sarebbe dimostrato che si tratta veramente di cellule staminali, pure e sterili.

La paura che il castello di menzogne crollasse in un attimo ha portato a un'offensiva mediatica senza precedenti.

Su ogni Tg per giorni è apparsa una notizia, gabellata per scoop, che sconfessava la qualità delle cellule e la figura morale di Vannoni.

Tutto questo mi ricordava il film con Sordi, *Il vigile*, in cui, al processo in cui lui accusava un'Autorità di malversazioni, veniva portata la storia di sua sorella, prostituta. Il poverino ritirava le accuse.

Di Vannoni si è detto di tutto.

È venuto fuori anche che ha trovato nel suo giardino una pistola arrugginita e che si è dimenticato di denunciarla alla Polizia.

Anch'io mi sono beccato la mia parte di letame, con la pubblicazione di alcune mie mail private indirizzate ai dottori Fulvio Porta e Carmen Terraroli dell'ospedale di Brescia.

In una grido il mio sdegno perché si sono opposti alle cure di Desiree, la bambina con SMA, dopo averla spiazzata dalla lista dei primi dodici fortunati ammessi alle cure senza bisogno di un giudice, per far posto a tre congiunti di dirigenti dell'ospedale. Simpatico ricordare che la terapia non funzionerebbe, ma loro la impongono per i propri cari. Questa mail è stata considerata una minaccia di rappresaglia contro l'ospedale.

In un'altra raccomando, quale medico responsabile del trattamento, di trattenere in ospedale Sofia, malata di leucodistrofia metacromatica, per qualche giorno dopo la prima iniezione in quanto temevo per la sua vita. La mia preoccupazione per la vita di una bambina in condizioni ormai estreme – ora non più, grazie alla cura – è stata interpretata malignamente come una mia sfiducia nel trattamento.

Demolita l'immagine dei membri di Stamina si sono riproposte tutte le vecchie bufale contro la metodica. Si è riscoperta come se fosse nuova la notizia uscita dal laboratorio di Dominici che, avendo analizzato la provetta sbagliata, ha dichiarato che c'erano poche staminali.

Quando gli ispettori avevano sequestrato le carte al laboratorio dell'ospedale avevano «dimenticato» di prendere anche i dati pur presenti sulla qualità delle cellule (due settimane di controlli sofisticati). Quindi non risultavano, per esempio, gli esami virologici sui donatori, e ora scoppia lo scoop sul fatto che le cellule potrebbero trasferire l'AIDS.

Premessa a un auspicato intervento della Procura

di Torino è stata la notizia pompata all'estremo secondo cui dalle cartelle cliniche di Brescia non risultano miglioramenti.

Quindi si confermerebbe che la metodica Stamina è una truffa.

Vagli a dire che nelle cartelle non ci sono proprio i dati, che il dottor Luca Merlino – quel medico importante che alle *Iene* ha detto di essere guarito da sindrome di Kennedy – non è stato ricontrollato dopo le cure, che Celeste non è stata rivista in quanto il padre ha rifiutato dei controlli a suo parere superficiali.

Vale più il vuoto delle cartelle di Brescia o il certificato del dottor Villanova, massima autorità italiana di SMA, che testimonia il miglioramento di Sebastian?

Che dire del professor John Bach che viene due volte in Italia dal New Jersey per constatare i miglioramenti dei nostri bambini?

Quando la mancanza di fantasia più che il buon gusto ha impedito di trovare altri difetti a Vannoni, mi sono beccato anch'io la mia dose di letame.

È stato scritto che avrei fatto curare prima dei «raccomandati» a Brescia, come se i tre pazienti bresciani fossero parenti miei.

Hanno fatto dire ai genitori di Nicole, la bambina tetraplegica di cui ho già parlato in precedenza (normalizzazione della deglutizione, scomparsa delle polmoniti da inalazione) che io avrei suggerito alla madre di prostituirsi per pagarmi la parcella. Per il giornalista della «Stampa» e per il conduttore di *Presa Diretta* che hanno pubblicizzato queste menzogne non ho potuto proporre altro che una querela.

Qualcuno ha manovrato i media, soprattutto il Servizio Pubblico, in maniera incredibile.

Io ero in Russia durante il golpe contro Gorbaciov e ricordo i telegiornali controllati per pochi giorni dal KGB; erano altrettanto suadenti.

Sento che ci stanno sconfiggendo. Due poveracci, contro un potere capace di mobilitare i media in maniera inaudita. L'ultima speranza paradossalmente la ripongo nel dottor Guariniello.

Lui ormai ha in mano le prove di miglioramento dei pazienti consegnategli dai parenti di Federico che hanno tenuto i contatti con le altre famiglie, ha sentito il maggior esperto di SMA italiano che ha visitato un paziente, non può ignorare che il dottor Merlino è pressoché guarito dalla sindrome di Kennedy. Spero possa ottenere anche i dati tenuti finora nascosti sulla qualità delle nostre cellule. Altre Procure possono trasferirgli le denunce di alcune famiglie.

E alla fine le prove stanno dentro le provette congelate. Chi ha impedito il loro trasferimento negli USA, per verificare se dentro ci siano davvero cellule staminali, di che cosa aveva paura? Che fossero una bomba biologica? In un certo senso di bomba si tratterebbe, di una bomba dirompente per la carriera di qualcuno. Come in passato spero sia la Magistratura a vicariare quanto non sta facendo la politica.

Forse un giorno un altro Parlamento si renderà conto che oggi è stato commesso un errore e molti pazienti potranno essere finalmente curati con staminali.

Ma coloro che stanno male oggi non ci saranno, e io passerò gli ultimi anni della mia vita ad ascoltare per telefono la disperazione di quanti progressivamente staranno morendo.

Sono stanco.

Epilogo

Io sono ancora qui.

Pensavo che queste memorie sarebbero state postume. Invece, parrebbe che la vecchia carcassa regga ancora un poco.

Se anche tutto finisse oggi, vorrei lasciare a chi mi vuole bene, a chi rappresenta il principale motivo per cui accetto ancora la mia esistenza, il messaggio di uno che ha avuto la fortuna di vivere più di chiunque altro. Grazie alle ore in cui non ho dormito perché tenuto sveglio dai miei pazienti, oggi potrei dire di aver superato già un secolo di vita cosciente.

Ho potuto vivere molte vite contemporaneamente, che sommate mi rendono ben più che centenario. Da medico ho vissuto e vivo intensamente ogni minuto, da volontario in zone di guerra ho vissuto e vivo avventure che altri possono cercare solo guardando un film, non ho mancato mai di mettermi nei guai, se ciò era giusto o almeno divertente. Avrei potuto morire d'infarto, come il povero Eriberto, come tutti i maschi della mia famiglia col colesterolo alto, non sono saltato in aria sulle mine afghane, non mi hanno ucciso in Bosnia, l'iracheno che mi ha sparato aveva una pessima mira.

Se fossi religioso penserei che Qualcuno lassù mi ha concesso più deroghe che a tanti altri.

Uno di questi giorni finirà sul serio. Vorrei lasciare in eredità ad Andrea, Chiara, Matteo, e anche ad Antonella e Altin, più che i soldi che non sono stato capace di spillare ai miei pazienti, un modello di vita che non devono seguire, ma che suggerisce loro di vivere senza paura.

Figli miei, che sia in un campo profughi in Thailandia o in un'attività imprenditoriale, non siate prudenti. Fate quello che ritenete giusto, poi pentitevi, leccatevi le ferite, ma non mollate mai.

Io continuerò a vivere in ogni gloriosa cazzata che voi farete.

Indice

Testimonianze fra cronaca e storia

Le nuove guerre

Aceto D., *Legionario in Indocina. 1951-1953*
Amato G., *L'eco dei miei passi a Kabul*
Andolina M., *Un pediatra in guerra*
Annati M.-Valpolini P., *Dizionario della guerra moderna*
Arconte A., *L'ultima missione di G-71*
Baldoni G., *Killer sileziosi. Virus, batteri e armi proibite*
Barisonzi L., *La Patria chiamò*
Crainz E., *Missione in Afghanistan. Diario di un medico paracadutista*
Cucci M., *Bosnia*
De Gaetano E.-Lopreiato A., *Le guerre della federazione russa*
Fatutta F.-Peruzzi L., *Kosovo 1999. Le operazioni belliche di una guerra moderna*
Ferrario I.E., *Mercenari. Gli italiani in Congo. 1960*
Gonsalves M.-Stansell K.-Howes T., *Prigionieri delle FARC*
Lami L., *Giorni di guerra*
Murray S., *Legionario*
Porzio G.-Simoni G., *Inferno Somalia*
Renna M., *Ring Road*
Riva G.-Ventura M., *Jugoslavia, il nuovo medioevo*
Salinger P.-Laurent E., *Guerra nel golfo*
Spinelli G., *Caveira*
Spinelli G., *Contractor*
Spinelli G., *HEAT*
Valdevit G., *Guerra e pace nell'era nucleare*
Veneziano S., *Legionario in Algeria*

Made in United States
Troutdale, OR
05/07/2026

49095887R00142